すぐに試せる

ぐっすり睡眠法

#スリトレ

スリープトレーナー

ヒラノマリ

#スリトレは
プロのアスリートが
実践する睡眠メソッドです。

スリトレ（スリープトレーニング）は、
メジャーリーガーやプロ野球選手、
五輪メダリストにお伝えしている睡眠法です。
パフォーマンスを上げて夢を叶える、
人生の質を上げる「攻めの睡眠」です。

はじめに

#スリトレとは？

皆さんこんにちは、スリープトレーナーのヒラノマリです。

スリープトレーナーとは**アスリート専門の睡眠のパーソナルトレーナー**です。日本にはまだ私ひとりしかいません。この本のタイトルにもなっている「#スリトレ」は、「スリープトレーニング」の略で、私がアスリートにお伝えしている睡眠メソッドのことです。

勝負の世界で活躍するアスリートたちは、常に強いプレッシャーにさらされています。睡眠においては最適なライフスタイルとも言い難く、例えばプロ野球では金曜日のナイター後は、ケアもすると日付が変わった翌1~2時でないと寝られず、そのうえ試合が終わったばかりで興奮していて寝つけない、でも翌朝は6時に起きなければいけない、という状況で毎週、試合をしている選手もいます。オリンピック選手は世界各地で開催される国際大会に出ることが多く、またメジャーリーグの選手はアメリカ国内でも東海岸と西海岸で時差が3時間あるので、時差ボケ対策が必須です。そうしたそれぞれ異なる事情のなかで**アスリートのパフォーマンスを最大化するための睡眠メソッド**を提供しています。

スリトレを考えるときに意識しているのは、忙しい選手でも**簡単にできること、ちょっとした隙間時間にできること**です。根拠にしているのは、国内や海外の睡眠に関する研究論文ですが、そのままでは日常生活に生かしにくいので、科学的な根拠に基づいた事柄を普段の生活で手軽に実践しやすいようにしたものが、この本で紹介するスリトレです。「睡眠は大切だとわかっているけれど、とにかく毎日忙しくて！」というすべての方に、ぜひ試していただきたい睡眠メソッドです。そして、ご自身のパフォーマンスを最大化してください。

苦手科目を見つけることが大切

最近、メディアでも睡眠についてたびたび特集があり、「体内時計」や「自律神経」という言葉をよく耳にするようになりました。これらの言葉について知っている方も多く、特に「自律神経」は、睡眠界でホットワード的なところがあり、睡眠＝自律神経だけで考えてしまっている人がとても多いと感じています。また「枕難民」という言葉がありますが、本当はもっとほかのことに原因があるのに、枕ばかり替えている人もいます。

どんなに頑張っても睡眠が改善しない人の共通点は、**自分の苦手科目がわかっていないこと**です。眠れない原因が寝室の環境なのか？　体内時計なのか？　それともほかの要因なのか、把握できていないのです。いくら本を買っても、枕を替えても、寝られないのはそこなのです。私が一番、この本で伝えたいことは、自分の苦手科目を把握することです。そしてそれに合ったアプローチをすることが重要なのです。

この本では皆さんがご自身で苦手科目を見つけやすいように「**スリープトレーナー式睡眠の苦手科目チェックリスト**」（↓P12）を作成しました。大まかではありますが、照明や寝具、リネンなどの「カラダの外側」、カラダの内側の「体内時計」、「自律神経」、「深部体温」の合計４つの要素に分けて、苦手科目をチェックできるようにしています。

苦手科目対策のためのスリトレはいろいろご紹介しますが、これらはいきなり全部やろうとするのではなく、「今週はこのスリトレをひとつやってみよう」、それができたら、次の週は「ふたつ目を追加してみよう」というふうに、自分のペースで少しずつ試してみてください。そして「これだったらできる」というあなたに合ったスリトレを毎日とりあえず続けてみていただければと思います。

睡眠は1週間でマネジメントしよう

睡眠についてあとふたつ、はじめにお伝えしたいことがあります。

ひとつ目は、アスリートにもいつも言っていることなのですが、「**100点満点を2日、3日続けるのではなくて、70点、80点を毎日続けてください**」ということです。ベストよりもベターを積み重ねてください。その70点、80点をできるだけ毎日、できるだけ長く続けることが、睡眠を改善する大きなポイントです。

それからふたつ目は、私もかつて不眠症に悩んだことがあるのでわかるのですが、睡眠は毎日、眠れた・眠れなかったと評価してしまうと、心が苦しくなってしまいます。だから「**睡眠は1週間でマネジメントする**」。反省会は1週間に1回だけ。そして、眠れない自分を決して責めないこと。

眠れなくてもいいのです。誰でも、悩み事があったり、いろいろあったりすると、眠れないときもあります。眠れない日があったとしても、そのほかの日に眠れていたら大丈夫。「先週は2日眠れない日があったけど、今週は1日しかなかったな」というふうに、1週間単位で、俯瞰して振り返ってほしいと思います。

【この本の使い方】

この本は、**睡眠の苦手科目を把握して、それに合ったアプローチができること**を目指しています。

●「スリープトレーナー式　睡眠の苦手科目チェックリスト」を記入しよう！

「スリープトレーナー式　睡眠の苦手科目チェックリスト」（→P12）は、本書のために作成したオリジナルのチェックリストです。私が普段、選手にヒアリングをしている内容をベースにしています。はじめにぜひチェックしてみてください。

●まずは「睡眠」を知ることから！

第1章では、スリープトレーナーの視点で「睡眠」のメカニズムについて解説します。眠っているときに私たちの体で起きていることとは？「睡眠」を知って、「睡眠」の意義を見直しましょう。

●自分の苦手科目を知ろう！

第1章の終わりに、チェックリストの結果を掲載しています。あなたの睡眠の苦手科目を知り、それに合ったスリトレをいろいろ試していただくのが、睡眠力UPの近道です。

●スリトレで睡眠力をUPしよう！

第2～5章で、苦手科目別のスリトレと、スリトレに使える「スリトレグッズ」を紹介します。あなたの苦手科目の章を頭から読んでも、実際にチェックが入った項目のスリトレから読んでもOKです。また第6章には「季節のスリトレ」を掲載しました。苦手科目別のスリトレと併せて活用してください。

●付録　自分だけの#スリトレ

朝起きてからの行動で、その夜の睡眠の良し悪しが決まります。そこで付録には1日のスケジュール表を用意しました。ここにあなたに合った就寝・起床時間やスリトレを組み込んで、自分だけの#スリトレのスケジュールを完成させてください。

睡眠との向き合い方

●自分の苦手科目を把握しよう

●自分に合ったスリトレを

まずはひとつ、毎日、続けよう

● 100点満点を2日、
3日続けるのではなくて、
70点、80点を毎日続けよう

● **睡眠は1週間で**
マネジメントしよう
（反省会は1週間に1回だけ！）

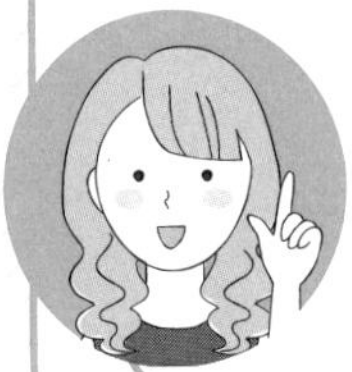

次のページの「スリープトレーナー式
睡眠の苦手科目チェックリスト」を
ぜひチェックして、
読み進めてくださいね！

Check!

スリープトレーナー式　睡眠の苦手科目チェックリスト

私が普段、選手にヒアリングをしている内容をベースにしたチェックリストです。該当するものの□に✓を入れてください。

A

□ ①着古したTシャツや半袖・短パンで寝ている
□ ②エアコンの温度が寒かったり暑かったりして目が覚める
□ ③寝る直前まで明るい部屋で過ごしていたり、スマホを見たりして寝落ちしている
□ ④起きると腕がしびれていたり、首が痛かったりする

B

□ ⑤週末に寝だめをする
□ ⑥毎日起床時間、就寝時間が違う
□ ⑦朝食を食べない、または食べる時間がバラバラ
□ ⑧残業などで遅い時間まで仕事をしている。または明るい照明を浴びている
□ ⑨デパート勤務などで屋内にいる時間が長い

C

□ ⑩ 肩こりや首のこりが気になる
□ ⑪ プレッシャーやストレスを感じやすい、または多く感じる仕事をしている
□ ⑫ 気圧の変化が大きいときや台風の日は、頭痛がするなど体調を崩しやすい
□ ⑬ 飛行機や新幹線に乗ったときに耳がキーンとして疲れる
□ ⑭ せっかち、短気

D

□ ⑮ 考え事をしてしまって眠れない夜がある
□ ⑯ 疲れているのに夜、頭が冴えている感じがする
□ ⑰ お風呂はシャワーだけで湯船に浸からない
□ ⑱ 冷え性で手足が冷たい
□ ⑲ 筋肉量が多く、ガタイがいい

★結果は↓P52へ

目次

スリトレ

すぐに試せる
ぐっすり睡眠法

目次

第3章 「体内時計が苦手科目さん」のスリトレ ― 95

第1章

スリープトレーナーの
視点で読み解く！
睡眠の
メカニズム

脳をメンテナンスできるのは睡眠だけ！

「健康的な生活」というと、皆さん**「運動」「食事」「睡眠」**を大切な三本柱としてイメージすると思いますが、この中で睡眠にしかできないことがあります。それが**脳のメンテナンス**です。1日活動していると、脳には老廃物が溜まります。睡眠にはこうした老廃物を除去する役割があり、アルツハイマー病の原因のひとつとされるタンパク質の「アミロイドβ」も、睡眠中に脳内から洗い流されることがわかっています。脳をメンテナンスできるのは、私たちが眠っている間だけなのです。

高層ビルに例えると、睡眠は基礎部分です。その上に立つ建物の高さを出すものが、運動や食事です。液状化した土地に建物が建たないように、基礎部分がしっかりしていないと、どんなにその上に建物を積み重ねようとしても、高い建物は建ちません。同じように「睡眠」という基礎がぐらついてしまったら、その上に「運動」や「食事」をどんなに頑張って積み重ねても、努力は水の泡になってしまいます。心を病んでしまったり、脳がちゃんと働いていない状態だったりしたら、どんなに素晴らしい選手でもまったく競技できないですよね。**睡眠には、すべてを台無しにする、そういう威力もある**のです。

睡眠（基礎）がグラグラだと、その上に高い建物は建たない

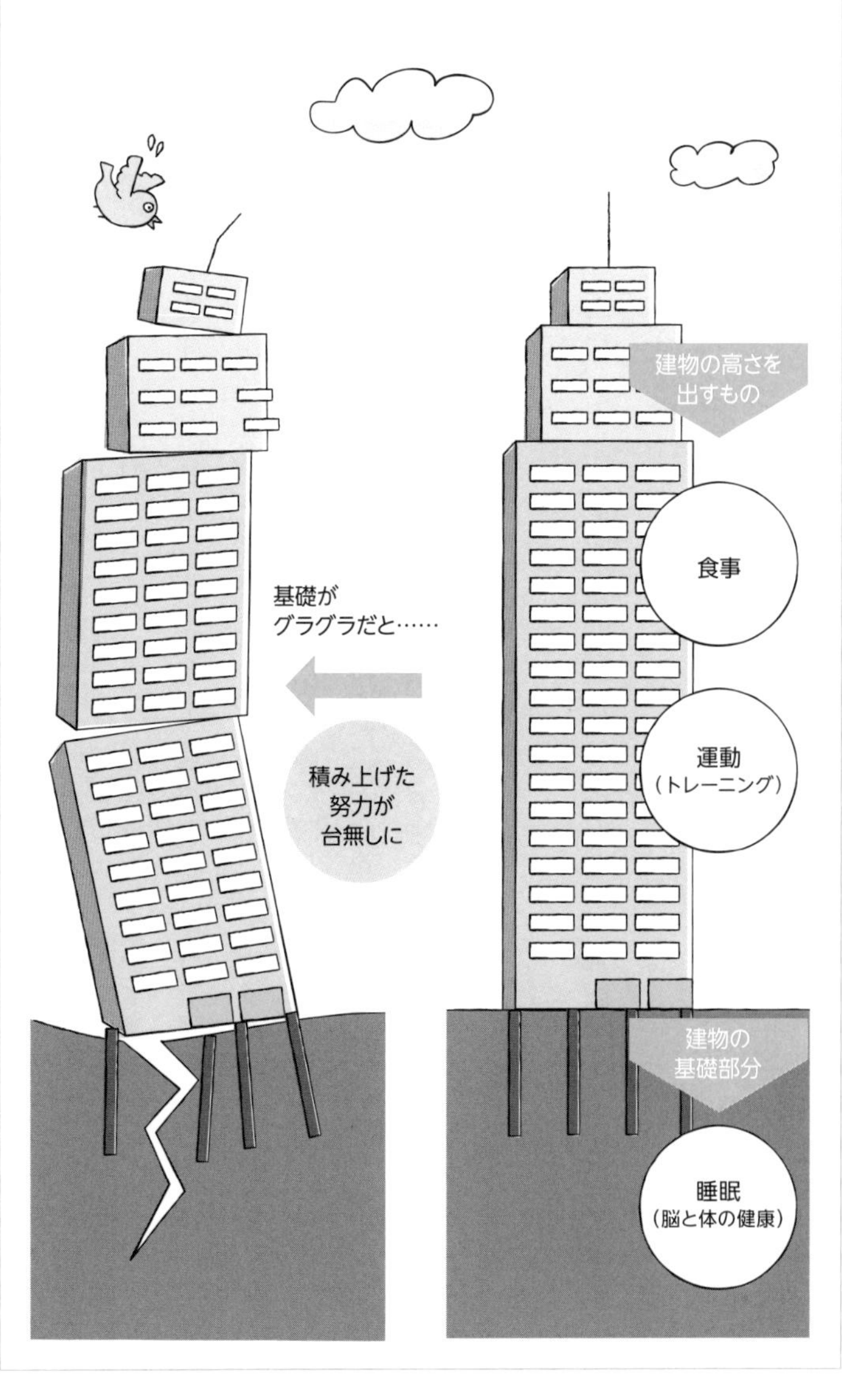

建物の高さを
出すもの
食事
運動
（トレーニング）
建物の
基礎部分
睡眠
（脳と体の健康）
基礎が
グラグラだと……
積み上げた
努力が
台無しに

それなのに、なぜか睡眠は一番おろそかにしがちなところで、特に仕事が忙しい方だと、「食事やランニングはするけれど、睡眠時間を削っている」ということが、とても多いのです。プロのアスリートの場合も、トレーニングや食事についてはトレーナーや栄養士がついてしっかり管理しているにもかかわらず、睡眠をそこまで管理しているかといわれたら、ほど遠いのが現状です。だから私はいつも「トレーニングを生かすも殺すも、睡眠次第」という話をよくします。「運動」「食事」「睡眠」が大切な三本柱と言いつつも、睡眠という基礎があったうえに、食事と運動のふたつが成り立っている。だからこそ、睡眠を管理することがパフォーマンスの差につながるのです。

何時間寝ればいいの？

２０２３年12月に、厚生労働省の専門家による検討会で「健康づくりのための睡眠ガイド２０２３」がまとめられました。それによると、「小学生は９～12時間、中学・高校生は８～10時間を参考に睡眠時間を確保する」、成人は「適正な睡眠時間には個人差があるが、６時間以上を目安として必要な睡眠時間を確保する」、高齢者は「長い床上時間は健康リスクとなるため、床上時間が８時間以上にならないことを目安に、必要な睡眠時間を確保する」ことが推奨されています。

年齢に合った睡眠時間がやはり大切だと思います。ただ成人の目安の「6時間」というのは、私は少ないなと思います。睡眠時間が6時間を切ると健康リスクが高まるという研究が今まで数多く出ているので、**プロのアスリートであれば最低でも8時間以上、一般の方でも7時間以上**は、できるだけ睡眠をとるように意識をしていただけたらと思います。

科学的に見ても、睡眠時間が短かったり、質が悪かったりすると、脳の中の脅威を感じる部分が高く反応してしまい、怖がりになります。つまり睡眠が悪いと、本来の自分より怖がりになって、勇気が出ないことだってあるのです。だからこそ、一歩踏み出したい人、勝負の世界で生きる人、心配性な人にこそ、睡眠の大切さが伝わればいいなと思います。

ショートスリーパーには努力してもなれない

睡眠のコンサルティングをしていると、「自分はそんなに寝なくても大丈夫だ」という人や「自分はショートスリーパーだ」と自称する人が多くいます。でも実は、睡眠不足は溜まっていくと体が麻痺してきてしまって、自分が睡眠不足になっていることに気付かないということがあるのです。

ショートスリーパーとは、睡眠時間が少なくても、代謝や免疫力が下がるなどの有害性が認められず、まったく健康被害がなく、通常の睡眠をとっている方と同じような生活が送れる人です。ショートスリーパーとロングスリーパーには遺伝子が大きく関わっていることが明らかになっており、そういう本当の意味でのショートスリーパーは実はとても少なく、諸説あるのですが、2019年のカリフォルニア大学の論文によると10万人に約4人、すなわち約0・004%といわれています。「ショートスリーパーになりたい」という方は多いのですが、遺伝子の変異によるものなので、後天的にはなれません。ですから、まずはできるだけ7時間以上の睡眠をとるというのが基本です。

眠っているときにカラダでは何が起こっている?

左の図は、一晩の睡眠のリズムと深さを表したものです。睡眠は**ノンレム睡眠**と**レム睡眠**の2種類で構成されていて、ノンレム睡眠は3段階(N1~N3)の深さがあります。私たちは寝ている間、この2つの睡眠をおよそ90~120分サイクルで交互に繰り返しています。

睡眠にはリズムがある

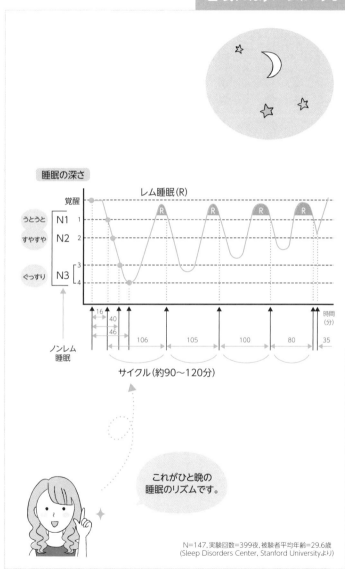

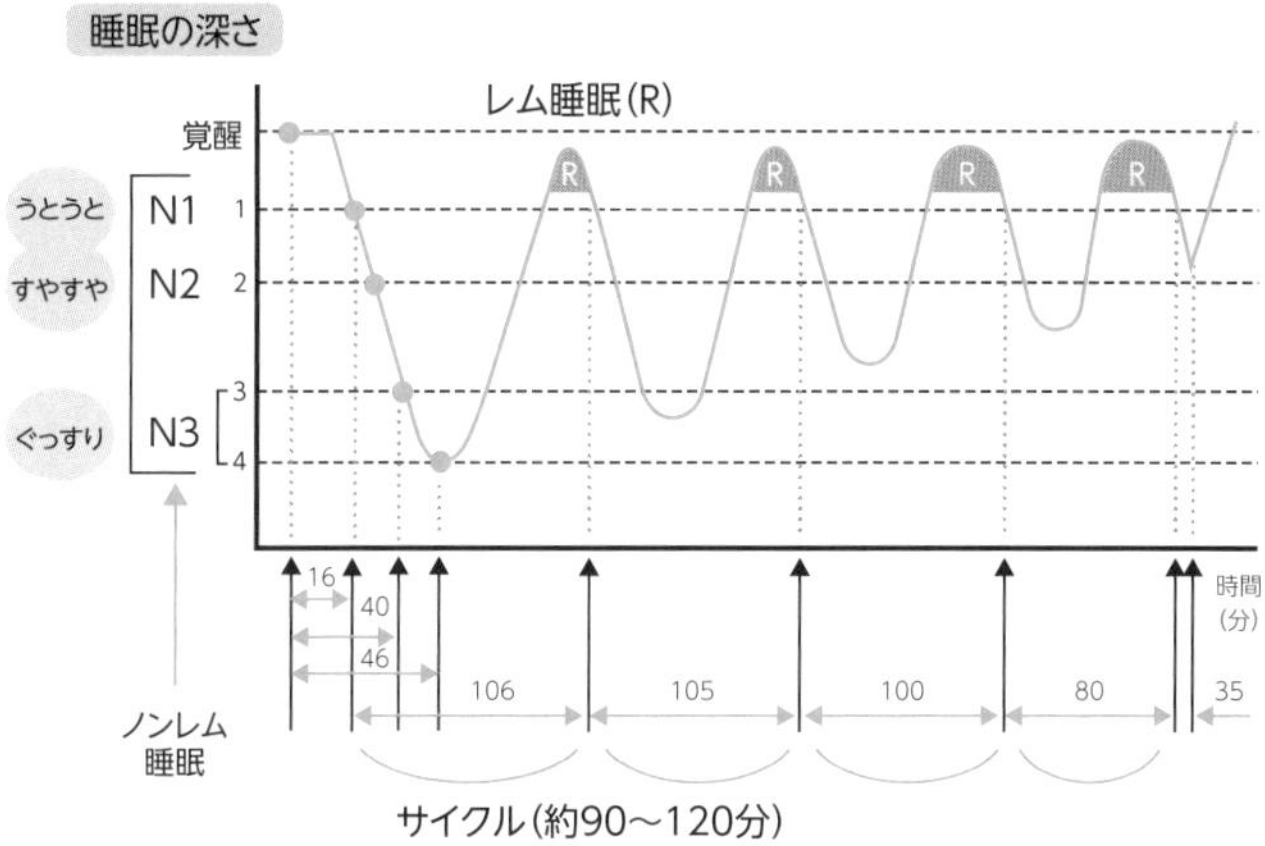
睡眠の深さ
レム睡眠(R)
覚醒
うとうと
すやすや
ぐっすり
N1
N2
N3
1
2
3
4
R
16
40
46
106
105
100
80
35
時間
(分)
ノンレム
睡眠
サイクル(約90〜120分)

これがひと晩の
睡眠のリズムです。

N=147, 実験回数=399夜, 被験者平均年齢=29.6歳
(Sleep Disorders Center, Stanford Universityより)

入眠直後の90分は「睡眠のボーナスステージ」

図を見ると、一番深い「ぐっすり」は最初だけで、朝に向かってだんだん浅くなっていくのがわかります。睡眠の最初の90分が大切とよくいわれるのは、この**最初の深いノンレム睡眠のときに一晩で出る成長ホルモンの7〜8割が分泌される**からで、いわば「睡眠のボーナスステージ」なのです。骨や筋肉の発育、けがの治癒や疲労回復、肌のターンオーバーを促して美肌に導くとされる**フィジカルの回復時間**なのです。

朝方のノンレム睡眠で、日中のトレーニングが身につく

同じノンレム睡眠でも、入眠直後と朝方では役割が違います。アスリートにとってトレーニングが定着することはとても重要ですが、実は**朝方の浅いノンレム睡眠のときにしかトレーニングの効果や運動技能の記憶は身につかない**といわれています。

子どもの頃、鉄棒の逆上がりを練習していて、昨日はできなかったのに一晩経ったらできるようになったとか、昨日は乗れなかった自転車が今日になって突然乗れるようになったとかいう経験はありませんか？　実はこれも日中の練習が朝方の浅いノンレム睡眠で身

について、できるようになったのです。同じようなことは楽器でもあって、昨日弾けなかったピアノが一晩経ったら弾けるようになったりするのは、まさに睡眠の力でもあるのです。逆に言えば、日中どんなに頑張って練習しても、朝方のこの時間にちゃんと眠れていないと、運動技能は身につかないのです。私はいつもアスリートに「寝ているのにトレーニングしているのと一緒だよね。寝ているうちにトレーニングできているって最高じゃない？」と話をしています。だからスリープトレーニング、「スリトレ」なのです。

レム睡眠はメンタルケアの時間

ノンレム睡眠に比べて、レム睡眠は世間的にはあまり重要視されてこなかったという背景があるのですが、ここ最近の研究で、レム睡眠にも大切な役割があるということがわかってきています。**レム睡眠は筋肉の緊張を緩める時間であり、またメンタルケアの時間であるといわれているのです。**脳内には「ノルアドレナリン」という不安を誘発するストレスホルモンがあるのですが、それが唯一レム睡眠中だけは脳内に存在せず、その間に脳をメンテナンスしているといわれています。

夢はレム睡眠のときだけ見るのですが、この夢にもちゃんと役割があると考えられています。アメリカでは戦地に赴いた兵士のＰＴＳＤ（心的外傷後ストレス障害）に関する研究が行われていて、戦場で悲惨な経験をしたり、光景を見たりなど、トラウマになるような経験をしたときに、それにまつわる夢を早く見たほうがＰＴＳＤになる確率が低くなるといわれています。夢を見ることで、感情とその記憶を分解することによって、メンタルケアに役立つのではないかという可能性が示唆されているのです。さらに悪夢をあえて見させることによって、ＰＴＳＤを予防できないかという研究が進められています。

睡眠の質を高めるには、量も大切

最近はメディアなどで、睡眠時間の「濃縮」をして質のよい睡眠がとれれば、時間が短くても大丈夫だ、というようにうたっているものをよく見るので、睡眠の質がよければ時間は短くてもよいと勘違いをしてしまっている方も多く、それが健康被害につながらないかと心配しています。私は、睡眠の質を高めるためには、量も大切だと思います。例えばプロ野球選手を目指している人が、週2回だけ、とても質の高い練習をしたとしても、それだけでプロになれるかといわれたら、やっぱり練習量がないとなれないですよね。受験勉強にしても、どんなに質の高い勉強をしたからといって、結局は量も必要です。

睡眠にはそれぞれ役割がある

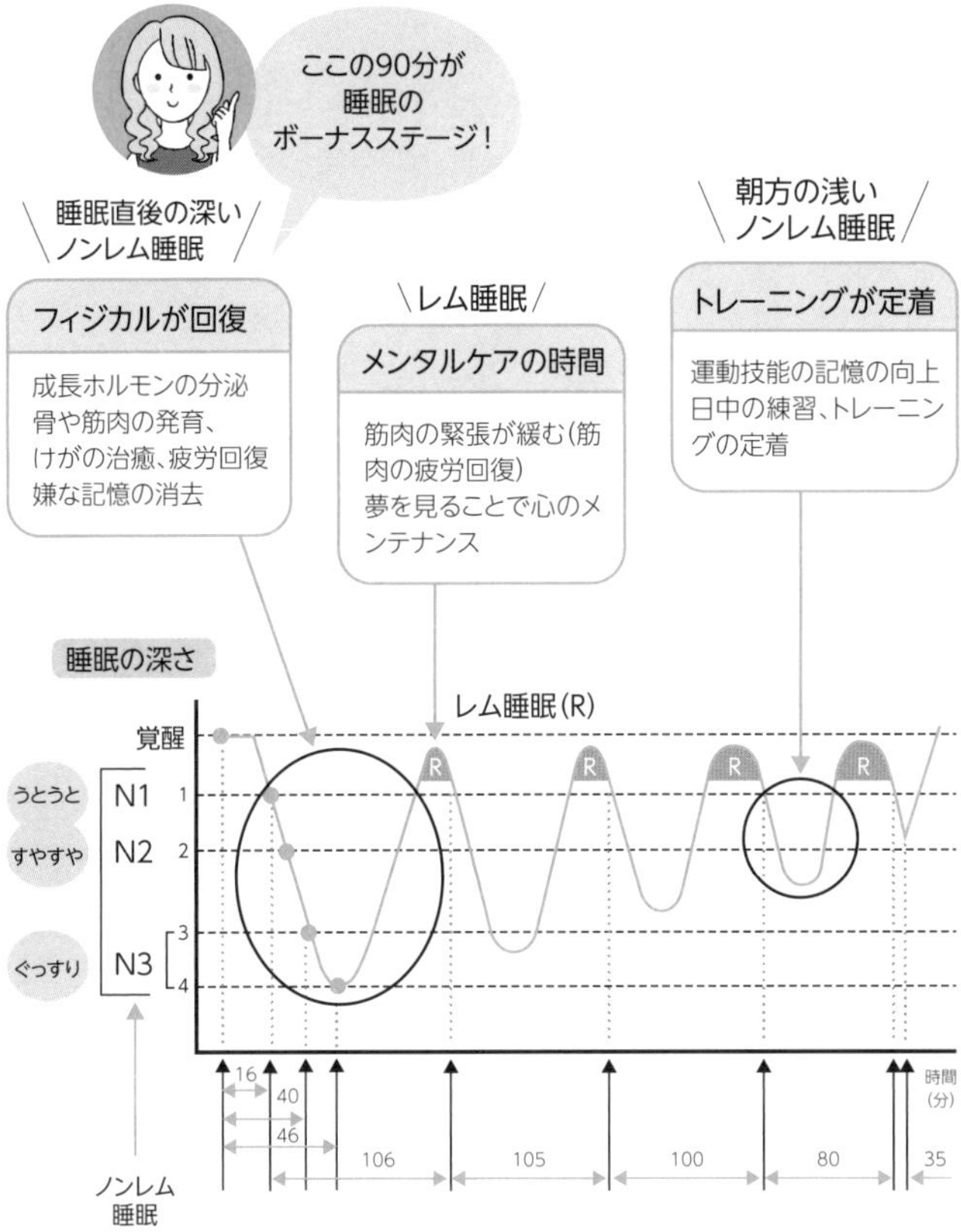
ここの90分が
睡眠の
ボーナスステージ！
睡眠直後の深い
ノンレム睡眠
フィジカルが回復
成長ホルモンの分泌
骨や筋肉の発育、
けがの治癒、疲労回復
嫌な記憶の消去
レム睡眠
メンタルケアの時間
筋肉の緊張が緩む（筋肉の疲労回復）
夢を見ることで心のメンテナンス
朝方の浅い
ノンレム睡眠
トレーニングが定着
運動技能の記憶の向上
日中の練習、トレーニングの定着
睡眠の深さ
レム睡眠（R）
覚醒
うとうと
すやすや
ぐっすり
N1
N2
N3
1
2
3
4
R
16
40
46
106
105
100
80
35
時間（分）
ノンレム
睡眠

N=147，実験回数=399夜，被験者平均年齢=29.6歳
（Sleep Disorders Center, Stanford Universityより筆者加筆）

睡眠時間を削るのは、トレーニング時間を削るのと同じ

睡眠時間が少ないと深いノンレム睡眠が優先されてしまって、メンタルをケアするレム睡眠が出てこないこともあります。またトレーニングが定着する朝方のノンレム睡眠は、睡眠の質がよくないと現れなかったり、睡眠時間を減らしてしまうと削られてしまったりするので、睡眠の質も時間も両方大切です。寝る時間を削ることは結局、トレーニングの時間を減らしているのと一緒なのです。これをアスリートの方に話すと、だいたい皆さん睡眠時間を削らなくなります。

睡眠時間も仕事時間のうちと考える

以前、アメリカの経営者の方とお話ししたときに、睡眠への意識の違いを感じたことがありました。日本の経営者は4~5時間睡眠の方が多いのですが、その方は「睡眠が一番大切」だといって、7~8時間は寝ているのです。

面白いなと思ったのが、スマートフォンのアプリでスケジュール管理をするときに、睡眠時間をあらかじめスケジュールに入れていることです。必ず7時間は睡眠をとれるよう

にして、その時間は他の予定が入らないようにブロックしている。睡眠も仕事のうちと考えるのがスタンダードだという経営者も多く、そのほうがパフォーマンスは上がると認識されているのです（最近は、日本にもそうした考えの経営者が少しずつ現れ、ビジネスパーソン向けの睡眠コンサルティングに申し込んでくださる方も増えてきています）。

睡眠に対する文化の違いもある

でも、なかなか日本の社会全体がそれを許すかというと、やはり現段階では難しいと思います。私の外国人の友達は、「ちょっと睡眠不足だから、今日遊ぶ予定キャンセルするわ」と、普通に言います。私もそういう文化だと知っているので、「あ、オッケーオッケー！」という感じで、お互いに済むのですが、でもこれが日本人同士だと感覚的にありえないので、言われたほうはおそらく「はあっ⁉」となりますよね？　そういう睡眠に対する文化の違いが根底にあります。

会社で上司がまだ帰っていないと、自分の仕事が終わっていても「何かお手伝いすることはありますか？」とちょっと顔色をうかがいながらでないと先に帰りにくいとか、そういうひとつひとつのことから改善していかないと、睡眠時間はなかなか確保できないなと思います。ですから、そういう睡眠に対する日本の文化も、会社も、可能な範囲で変わっていってほしいというふうに思っています。

スリープテックデバイスで「睡眠の見える化」を

最近では、指輪型やスマートウォッチ、マットレスタイプなど、睡眠の計測ができる「スリープテックデバイス」といわれるものがいろいろあります。睡眠のリズムや、ノンレム睡眠とレム睡眠の割合も見られるので、うまく活用して「睡眠の見える化」をすると、睡眠をより意識しやすいと思います。左の画像はGARMIN（ガーミン）のスマートウォッチの睡眠データです。

質のよい睡眠とは？

縦軸の「レム」がレム睡眠、「浅い」と「深い」がノンレム睡眠です。33ページの図と同じように、睡眠の前半に深いノンレム睡眠が集中していて、レム睡眠のグラフが等間隔に現れ、だんだん朝方に向かって太くなっているのがわかります。朝方に向かってレム睡眠の量が段々増えていくことで、スムーズに起きられるようになるのです。

スマートウォッチで睡眠を見てみよう

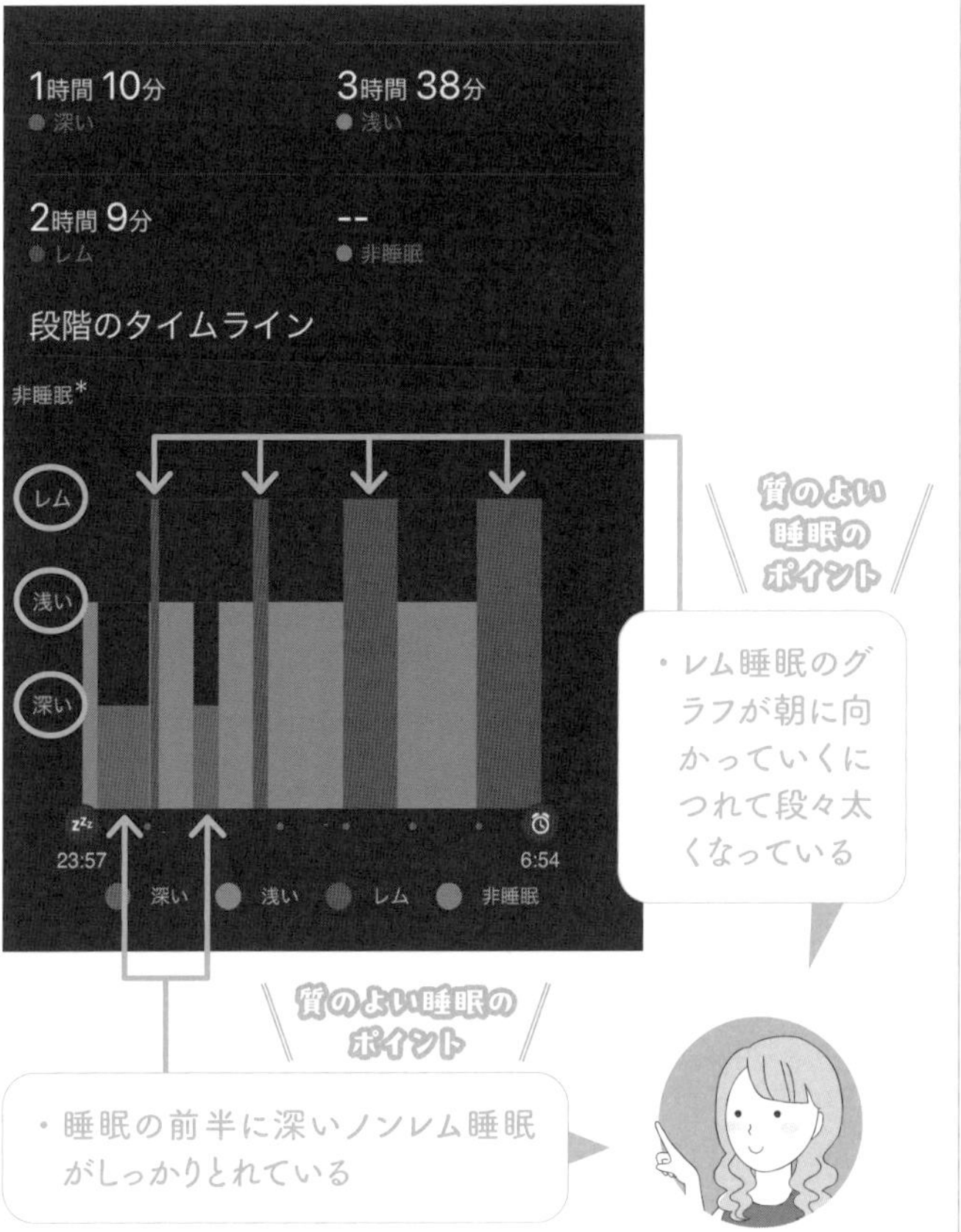
1時間 10分
深い
3時間 38分
浅い
2時間 9分
レム
--
非睡眠
段階のタイムライン
非睡眠*
レム
浅い
深い
23:57
6:54
深い
浅い
レム
非睡眠
質のよい睡眠のポイント
・レム睡眠のグラフが朝に向かっていくにつれて段々太くなっている
質のよい睡眠のポイント
・睡眠の前半に深いノンレム睡眠がしっかりとれている

睡眠時間　417分(6時間57分)

●深い（深いノンレム睡眠）	70分	17%
●浅い（浅いノンレム睡眠）	218分	52%
●レム睡眠	129分	31%
●非睡眠（覚醒）	0分	0%

＊「非睡眠」はソフトウェアのアップデートにより 2024 年現在「覚醒」と表示されています。

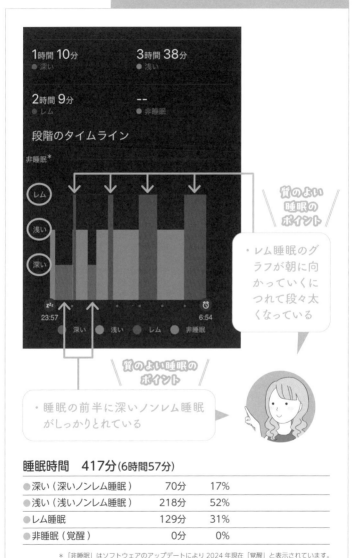

これは実は、私のデータです。よく寝られた日のものを、「質のよい睡眠の例」として出させていただいたのですが、これは自分で言うのもなんですけれど、過去一番のデータで、とても頑張ったときのものです。もちろん、これが毎日続くことはなかなか難しいのですが、この形に近づけるようにというところで選手にも見てもらっています。でも繰り返しになりますが、いきなり満点を取ろうと思わずに、70点、80点を毎日続けたほうが、効果があります。

日中の充実感が質のよい睡眠の証し

これまで見てきたように、最初の深いノンレム睡眠、朝方の浅いノンレム睡眠、レム睡眠にそれぞれ役割があるので、**すべてが良いバランスで保てているのが、質のよい睡眠**と言えます。この割合には、よいとされている黄金比のようなものがあります。それが左の図で、深いノンレム睡眠が10～20％、浅いノンレム睡眠が50～60％、レム睡眠は20～25％、中途覚醒０％です。

もちろん感覚的なものも大切で、睡眠をとることによって、日中の充実感を味わえるというのは、ひとつ大きなポイントです。体感的に言うのであれば、**日中眠くならない、30**

これが、睡眠バランスの「黄金比」！

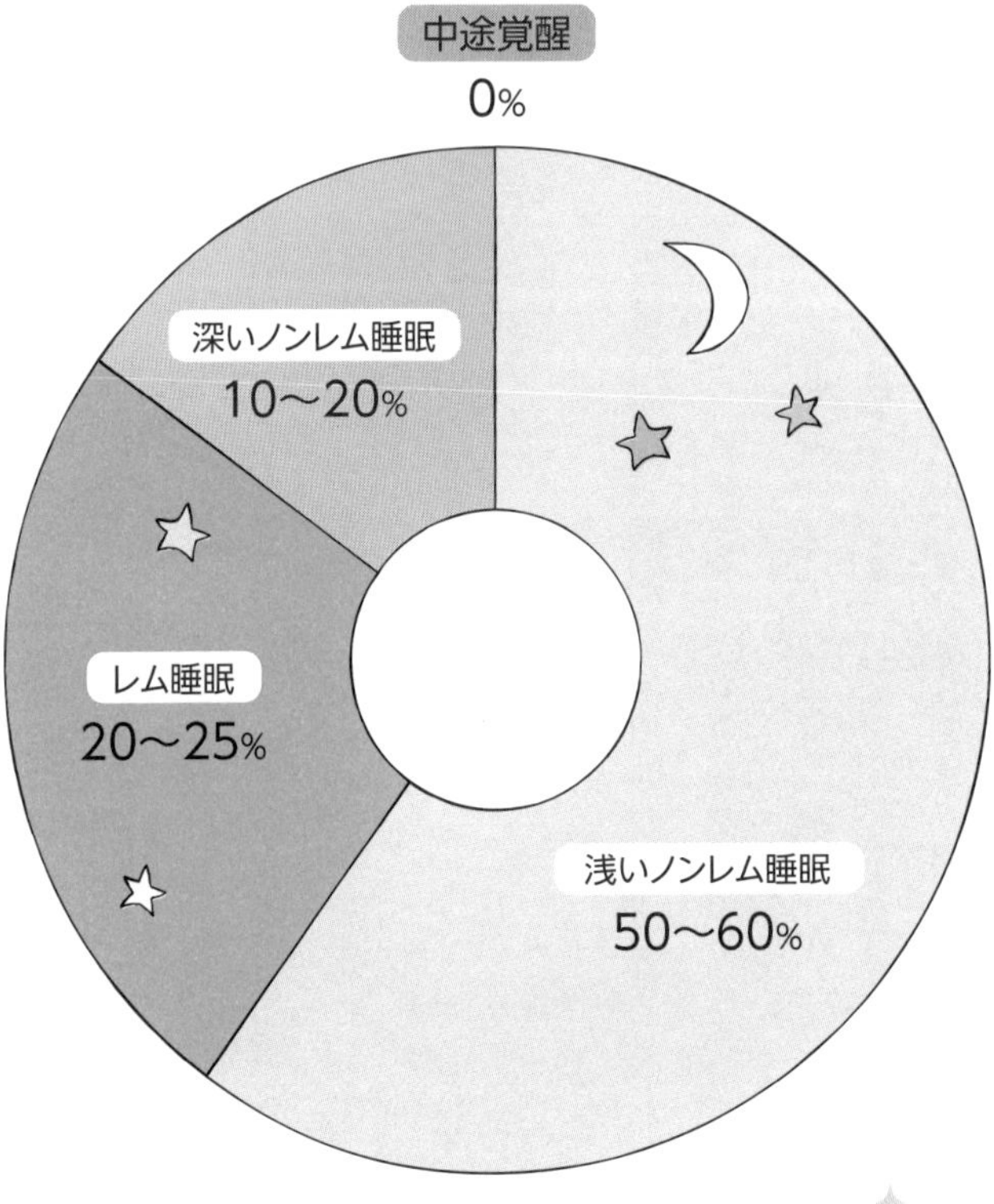
中途覚醒
0%
深いノンレム睡眠
10〜20%
レム睡眠
20〜25%
浅いノンレム睡眠
50〜60%

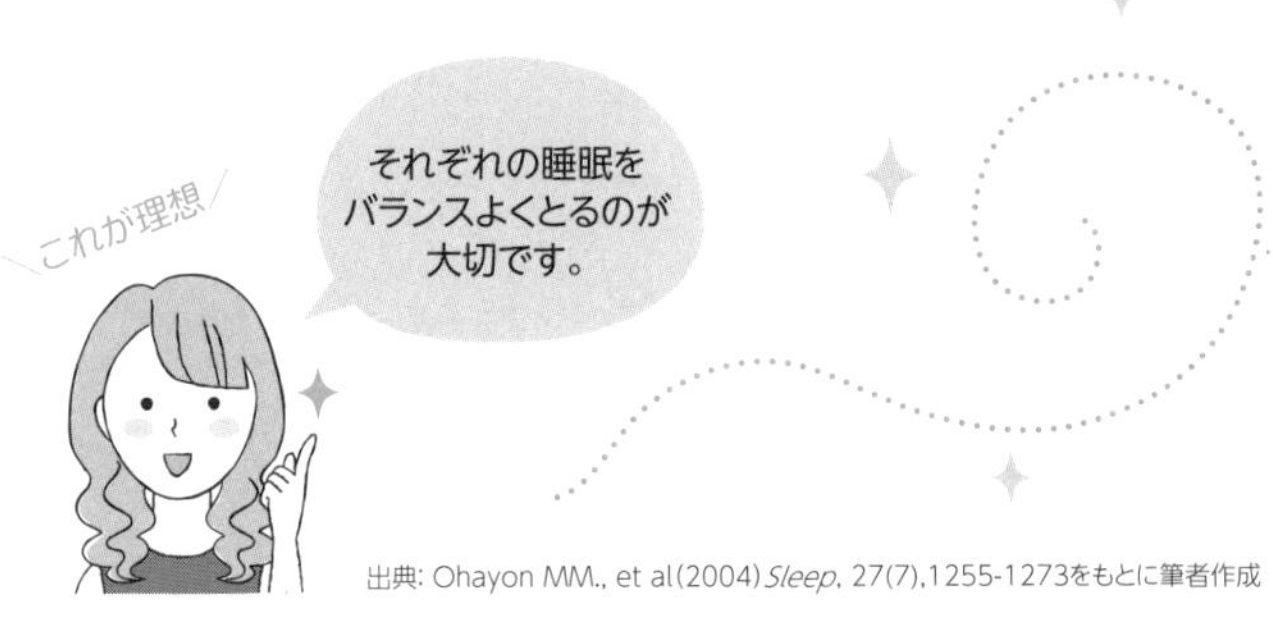
これが理想
それぞれの睡眠をバランスよくとるのが大切です。

出典: Ohayon MM., et al(2004)*Sleep*, 27(7),1255-1273をもとに筆者作成

分以内で寝つけて、寝つくのにストレスがかからないというところになります。

ただし寝つきについては、寝不足の場合もすごくよくなります。でもそれは「睡眠負債」といって、睡眠不足が溜まって気絶しているような状態で寝ているので、あまりよくありません。夜中に起きてしまう「中途覚醒」は年齢が高くなってくると、どうしても出てきてしまう問題で、でも中途覚醒したら悪いかといわれたら、1回しか起きていないし、そのあとスッと眠れるのであれば、よい睡眠というケースもあります。そこは年代によって変わってきます。

質の悪い睡眠とは？

左の3つの図は、お酒を飲んだり、出張があったりしたときの「質の悪い睡眠の例」です。中途覚醒が増えたり、レム睡眠が乱れてしまってバーコードのようになったりしています。睡眠時間は先ほどのデータとほぼ同じですが、内容がこれだけ変わってしまうのです。

どんなにお酒に強い人でも（たとえ本人が「全然酔っ払っていない」と言っても！）、お酒を飲んだ日の睡眠データは乱れます。お酒の強い、弱いではないのです。なかにはそれを知ってシーズン中は、あまりお酒を飲まなくなった選手もいます。

質の悪い睡眠はこんな睡眠！

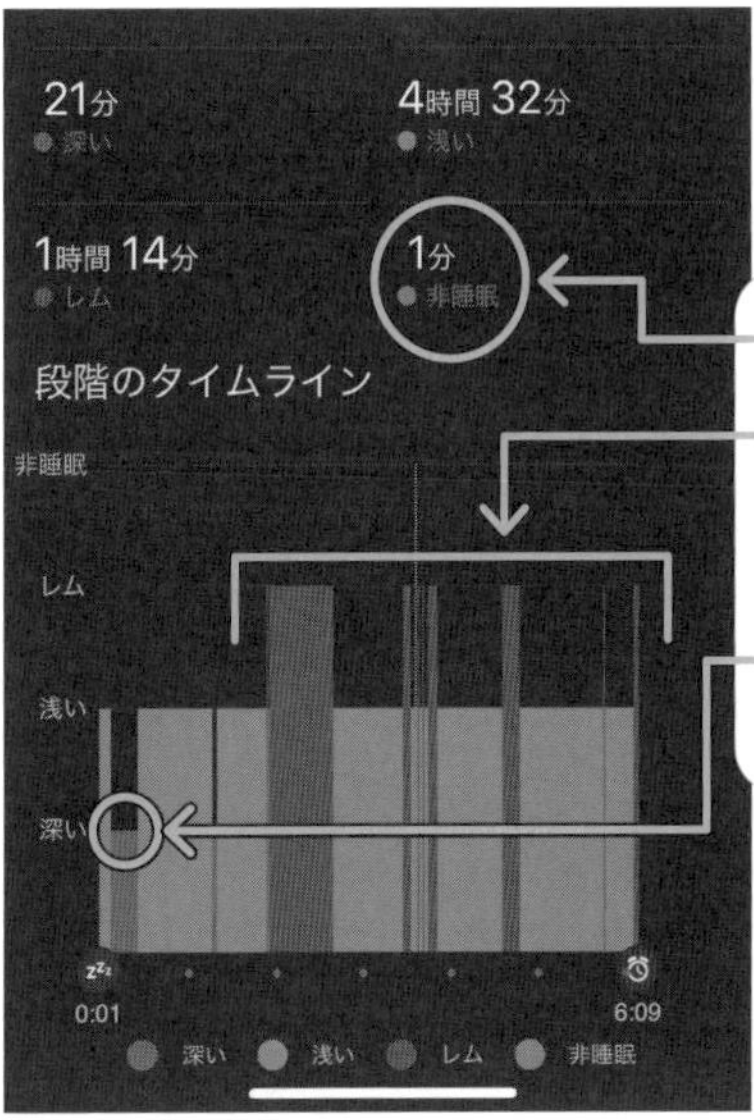
21分
深い
4時間 32分
浅い
1時間 14分
レム
1分
非睡眠
段階のタイムライン
非睡眠
レム
浅い
深い
0:01
6:09
深い 浅い レム 非睡眠

質の悪い睡眠のポイント

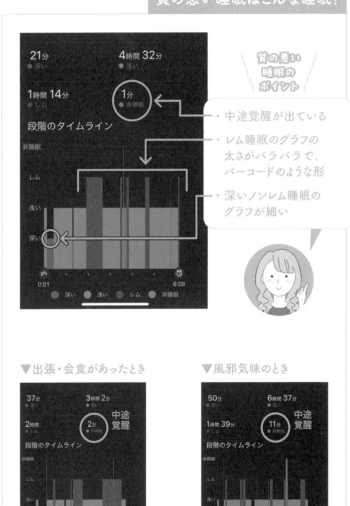

- 中途覚醒が出ている
- レム睡眠のグラフの太さがバラバラで、バーコードのような形
- 深いノンレム睡眠のグラフが細い

▼出張・会食があったとき

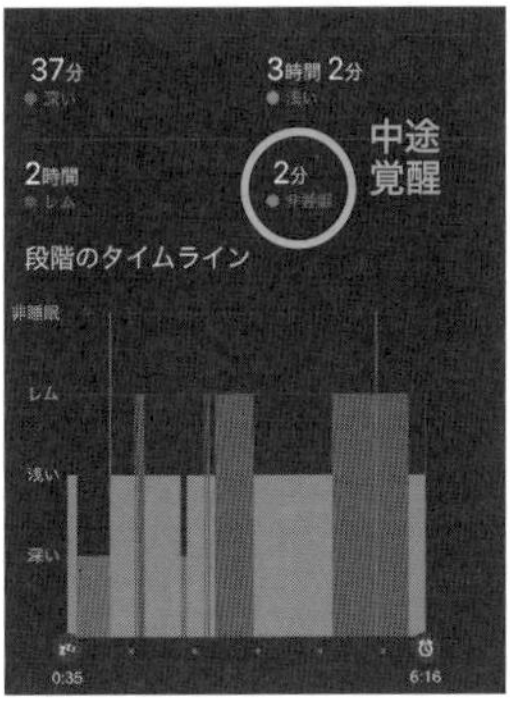
37分
深い
3時間 2分
浅い
2時間
レム
2分
非睡眠
中途覚醒
段階のタイムライン
非睡眠
レム
浅い
深い
0:35
6:16

▼風邪気味のとき

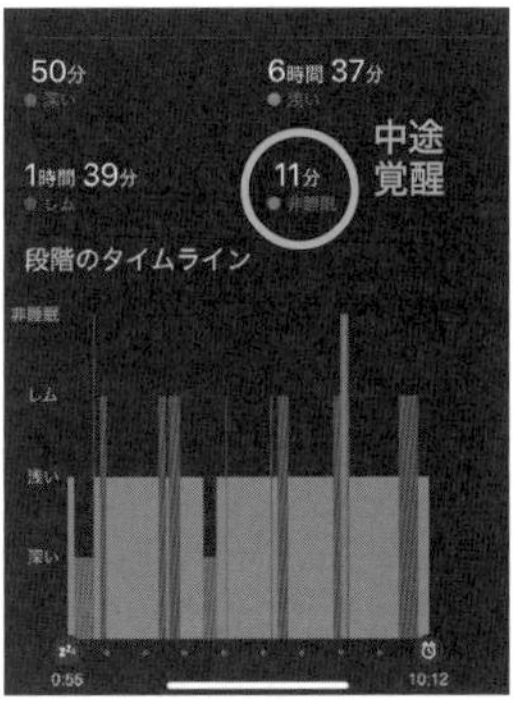
50分
深い
6時間 37分
浅い
1時間 39分
レム
11分
非睡眠
中途覚醒
段階のタイムライン
非睡眠
レム
浅い
深い
0:55
10:12

けがをする前も睡眠データは乱れます。シーズンを通して選手の睡眠データを見ていると、「あ、ちょっと疲れているかな？　睡眠リズムが何かいつもと違うな」というとき、聞くと「実はちょっと肩が痛いんですよね」というようなことがよくあります。それに気付くきっかけになるので、睡眠データは選手のコンディショニング調整に役立っています。

またアスリートでなくても、風邪を引くなど体調が悪いときにも乱れます。

このように、**日中の過ごし方や体調が、その日の夜の睡眠のリズムに影響します。**睡眠の質が悪いと、翌日の日中に眠気があるなど体の辛さがあり、やる気が出ない、気分が落ち込むなど、心のしんどさも同時に出てきてしまいます。

どうしたらよいグラフになる？

医学的にもまだ解明されていない部分もあって、ここからは私の経験ベースの話になってしまうのですが、お酒を飲むとレム睡眠が乱れる、ブルーライトを浴びすぎると中途覚醒が多い、という傾向はあると感じています。選手は遠征先のナイター終わりなどで交感神経のスイッチがＯＮになっていると、レム睡眠がバーコード型になりやすくなります。

普段から疲れが溜まっていたり、お酒を飲んだりしたときは、睡眠の中盤に深いノンレム睡眠が出てくることがあります。ただしこれらは結構、個人差もあるので、簡単に言い切れないところです。

最初の深いノンレム睡眠が乱れていると、大体その後のリズムも乱れている人が多いので、アスリートにはいつも、**「まず、最初の深いノンレム睡眠が出るような自分に合ったスリトレをしっかりやろう」**と言っています。

スリトレグッズ① スマートウォッチ

「GARMIN」「POLAR」「Apple」など、さまざまなメーカーから出ていて、たくさん種類がありますが、大切なのは自分のライフスタイルに合うモデルを選ぶこと。ぜひいろいろ比較してみてくださいね。そしてスマートウォッチの選び方以上に大切なのが、睡眠データとの向き合い方です。

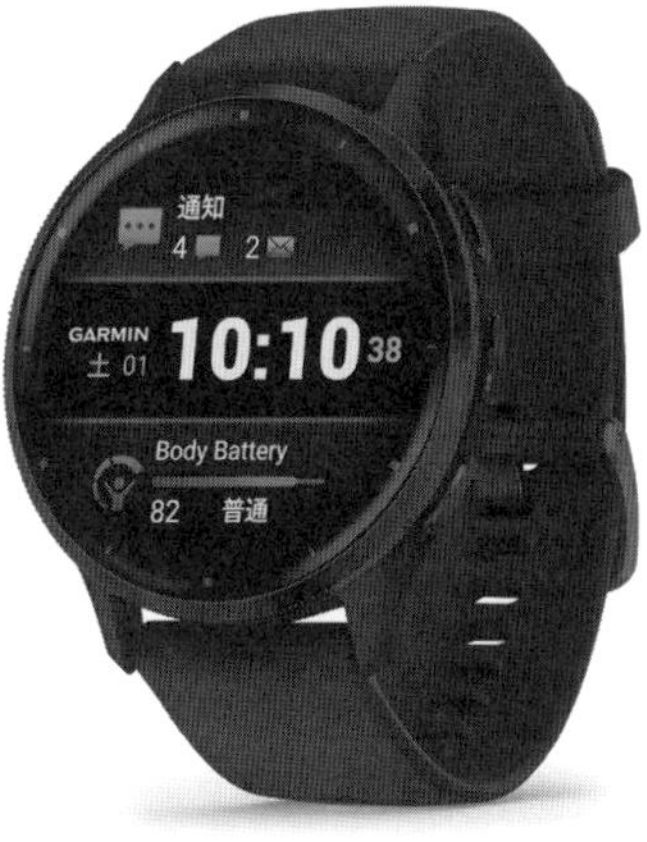
通知
4 2
GARMIN
土 01
10:10 38
Body Battery
82 普通

「Venu 3」
フィットネスGPSウォッチ（GARMIN）

【スマートウォッチの睡眠データとの向き合い方】

❶コレ！ と決めたひとつの機種で変化を見る！

睡眠改善が目的で睡眠データを見る場合、コロコロ機種を浮気すると迷子になります。

❷睡眠スコアだけで判断しない！

スコアの算出方法はメーカーで違いが大きいため、スコアだけで睡眠の質を判断するのはＮＧです。

❸睡眠データだけに頼らない！

睡眠データの正確性は、病院で脳波なども測る睡眠ポリグラフ検査には劣ります。それでも睡眠対策がきちんとできていれば、データ上でも改善が見えます。「うまく利用する」という感覚で、体感も大切に。

❹1日単位で見るのではなく、1週間、1カ月、3カ月などと長期的に見る！

❺大切な相棒としてかわいがる！

睡眠の苦手科目とは？

「寝つきが悪い」「中途覚醒がある」という**同じ悩みでも、苦手科目が何かによって解決策は変わります**。ある選手はなかなか寝つけなくて、枕やマットレスが原因だと思っていたけれど、実は苦手科目はそこではなくて、自律神経だったということもありました。またある選手は、睡眠薬を飲まないと眠れず、自分で「自律神経かな？」と思って、いろいろアプローチをしていたのですが、実はカラダの外側の問題で、カーテンを遮光カーテンに換えたらすぐに治って、睡眠薬がまったく要らなくなったということもあります。

睡眠は、寝具、体内時計、自律神経、深部体温など、いろいろな要素が複雑に絡み合って成り立っています。だからこそ、苦手科目の洗い出しが大切なのです。

睡眠改善は受験対策と同じ

例えば受験対策でも、模試などを受けて苦手科目を洗い出す作業をしますよね。自分の苦手科目をどうにかしてプラスにしたほうが、合格への道は近づいていきます。睡眠も同じで、どこが弱点なのかをチェックして、自分に合った方法を強化することが睡眠力ＵＰ

睡眠はいろいろな要素で成り立っている

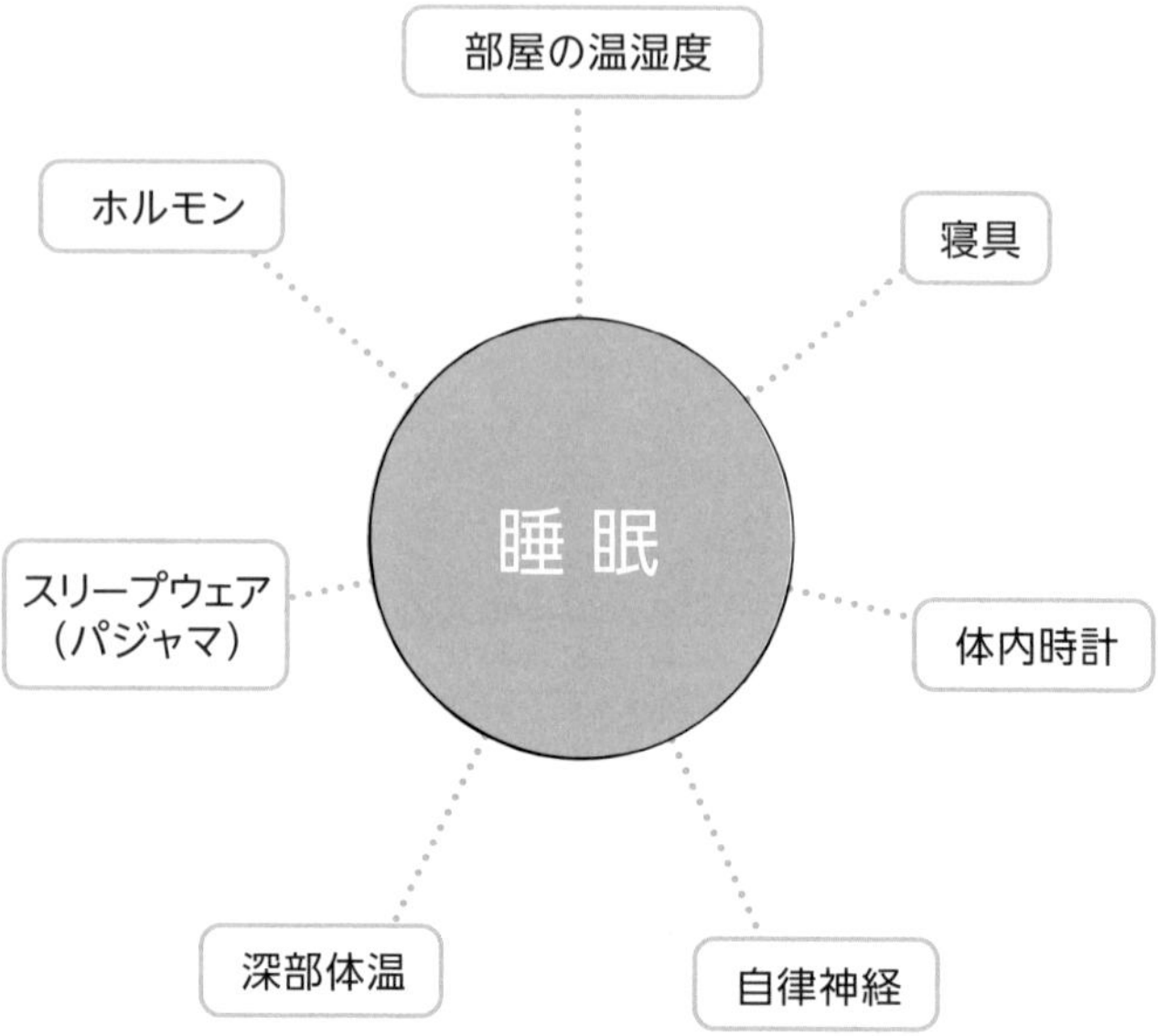
睡眠
部屋の温湿度
ホルモン
寝具
スリープウェア（パジャマ）
体内時計
深部体温
自律神経

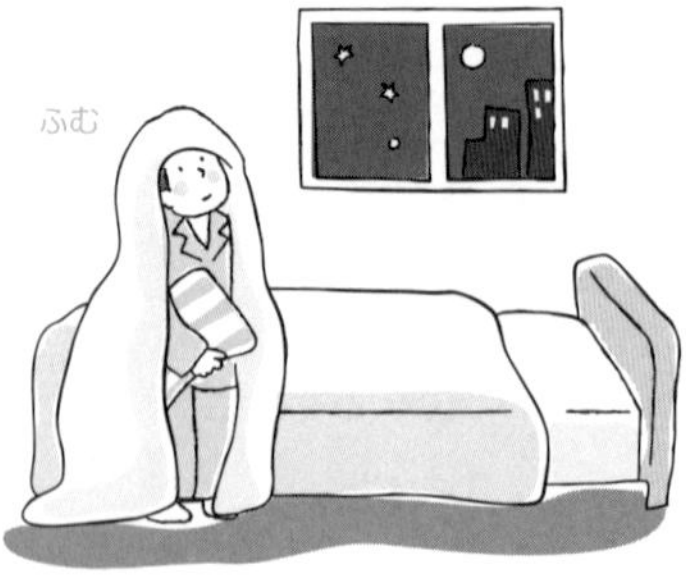
ふむ

の近道です。「睡眠の質を高める」というゴールは一緒でも、そこにたどり着くまでのストーリーは違う。ひとりひとりに合った対策ができていないから、睡眠の悩みが解決できていないのです。人は、本当に些細なきっかけで、眠れるようにもなれば、眠れなくもなります。**自分の睡眠の苦手科目がわかれば、睡眠は劇的に改善する**のです。

アスリートの睡眠を見るときも、苦手科目を洗い出しています。ヒアリングをしたり、オリジナルで開発した遺伝子検査の結果を見たりして、時間をかけて、苦手科目を把握していきます。遺伝子検査をするのは、睡眠に関わるビタミンDやセロトニン、インスリンなどのホルモン分泌系については、検査をしないとわからない部分があるからです。

自分の苦手科目を洗い出そう

12ページにある「スリープトレーナー式　睡眠の苦手科目チェックリスト」は、睡眠学の科学的な知見と、私が普段、選手にヒアリングする内容、企業のセミナーで受けた質問など、現場で聞いたリアルな睡眠の悩みを組み合わせたオリジナルのチェックリストです。

当てはまる項目すべてにチェックを入れて、ぜひあなたの苦手科目を見つけてください。

次のページに結果を掲載しています。

■スリープトレーナー式　睡眠の苦手科目チェックリスト

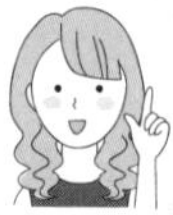

【結果】
あなたはどの苦手科目さん？

A

①〜④の☑
が多かった人は、

「カラダの外側が苦手科目さん」です。

◀第2章P57をご覧ください

B

⑤〜⑨の☑
が多かった人は、

「体内時計が苦手科目さん」です。

◀第3章P95をご覧ください

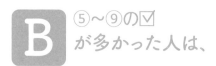

C ⑩～⑭の☑
が多かった人は、

「自律神経が
苦手科目さん」です。

◀第4章Ｐ123をご覧ください

D ⑮～⑲の☑
が多かった人は、

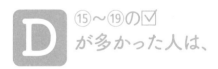

「深部体温が
苦手科目さん」です。

◀第5章Ｐ147をご覧ください

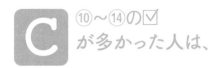

このAの「**カラダの外側**」と、カラダの内側でもBの「**体内時計**」、Cの「**自律神経**」、Dの「**深部体温**」は、私がこれまで多くの方の睡眠を見てきたなかで、苦手にしている方が多いと感じている科目です。実際にチェックをしてみて、いかがだったでしょうか？　もしかしたら、ひとつの科目だけでなく、A～Dのそれぞれに✓が入っていることもあると思います。全部の項目が当てはまる方もいるかもしれません。

次の章から、それぞれの解決法となるスリトレをご紹介します。**✓の入った①～⑲の組み合わせが、あなた用にカスタマイズされたスリトレです**（項目によってスリトレが重複することもあります）。毎日の生活にこれらのスリトレを取り入れていけば、あなたの睡眠の質は、きっと上がるはずです。

また眠れない、眠っても休んだ感じがない、日中に眠気が強いことが続く、朝起きられないといった症状は、睡眠時無呼吸症候群などの睡眠障害が原因のこともあります。改善が見られない場合は、医師に相談してください。

第２章

「カラダの外側が苦手科目さん」のスリトレ

☑ ①着古したTシャツや半袖・短パンで寝ている
☑ ②エアコンの温度が寒かったり暑かったりして目が覚める
☑ ③寝る直前まで明るい部屋で過ごしていたり、スマホを見たりして寝落ちしている
☑ ④起きると腕がしびれていたり、首が痛かったりする

カラダの外側とは？

睡眠の質を上げるために大切な「カラダの外側」とは、寝る前まで過ごすリビングや寝室の環境です。具体的には、リビングや寝室の照明の使い方、マットレスや枕はどういったものを使うか、スリープウェア（パジャマ）は何を着るか、寝室の温度と湿度の管理、適切なエアコンの設定温度などがあります。

睡眠について書かれた多くの書籍のほとんどが、カラダの内側のアプローチに特化していますが、質のよい睡眠をとるためには、**カラダの外側からのアプローチとカラダの内側からのアプローチの二本柱が両方そろっていることが大切**です。どちらかが欠けているのは、まるでゴールキーパーがいないサッカーの試合や、ピッチャー陣しかいなくて野手がいない野球の試合のようなもの。どちらが欠けてもいけない、ひとつのチームです。

カラダの外側が苦手科目さんとは？

「カラダの外側が苦手科目」さんは、寝室の温度や湿度が適切でないために、暑い、寒いと感じることがしょっちゅうあったり、マットレスや枕が体に合っていないために首や腰が痛いなど体のどこかしらに不具合を感じていたりといったお悩みがある人です。またスリープウェアを着ないで寝ている人も「カラダの外側が苦手科目」さんです。

理想的な寝室環境とは？

寝室環境は、マットレスや枕、布団だけではありません。カーテンや照明、シーツ、布団カバーの素材や色、観葉植物の有無など、こうした「カラダの外側」のすべてが睡眠に関わっています。次のページに、理想的な寝室環境を掲載しました。ぜひイラストを参考に、寝室の環境を整えてみてください。

そして**寝室の環境で重要なもののひとつが、光です**。眠るときには必ず電気を消します。遮光カーテンで外からの光も遮り、真っ暗な部屋で眠ることが良質な睡眠への第一歩です。光は寝つきを悪くするだけではなく、睡眠の質も下げてしまいます。肥満症や脂質異常症のリスクになるという研究もあり、豆電球ほどの明るさでも真っ暗な状態で寝た人と比べて、その有病割合が1.9倍というデータもあるのです。また朝はアラームではなく光で起こす仕組みになっている「光目覚まし時計」を使えば、大きな音で起きるよりも自律神経に負担をかけず、自然な起き方ができるのでおすすめです。

パフォーマンスUPのための理想の寝室

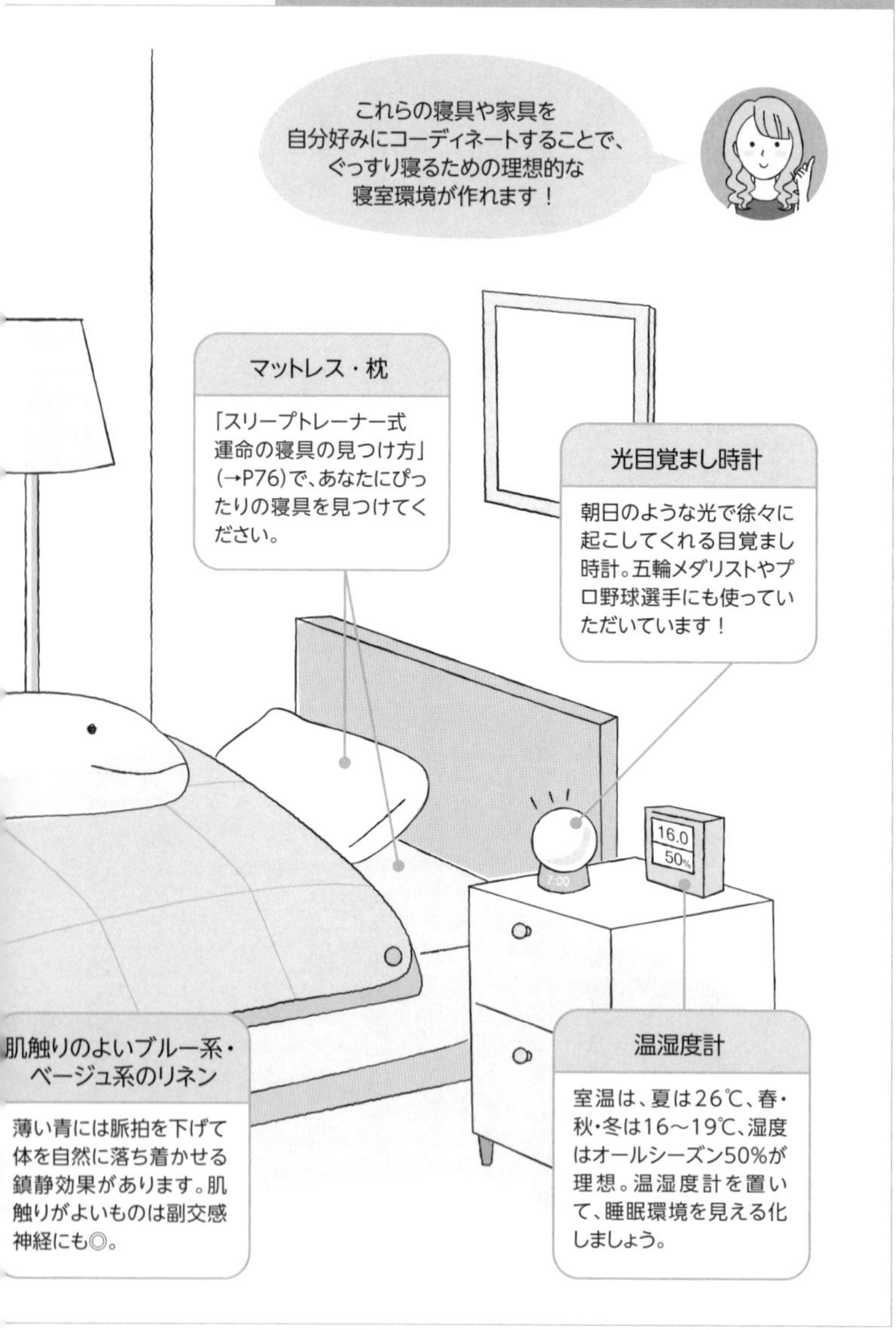

これらの寝具や家具を
自分好みにコーディネートすることで、
ぐっすり寝るための理想的な
寝室環境が作れます！
マットレス・枕
「スリープトレーナー式
運命の寝具の見つけ方」
（→P76）で、あなたにぴったりの寝具を見つけてください。
光目覚まし時計
朝日のような光で徐々に起こしてくれる目覚まし時計。五輪メダリストやプロ野球選手にも使っていただいています！
7:00
16.0
50%
肌触りのよいブルー系・
ベージュ系のリネン
薄い青には脈拍を下げて体を自然に落ち着かせる鎮静効果があります。肌触りがよいものは副交感神経にも◎。
温湿度計
室温は、夏は26℃、春・秋・冬は16〜19℃、湿度はオールシーズン50%が理想。温湿度計を置いて、睡眠環境を見える化しましょう。

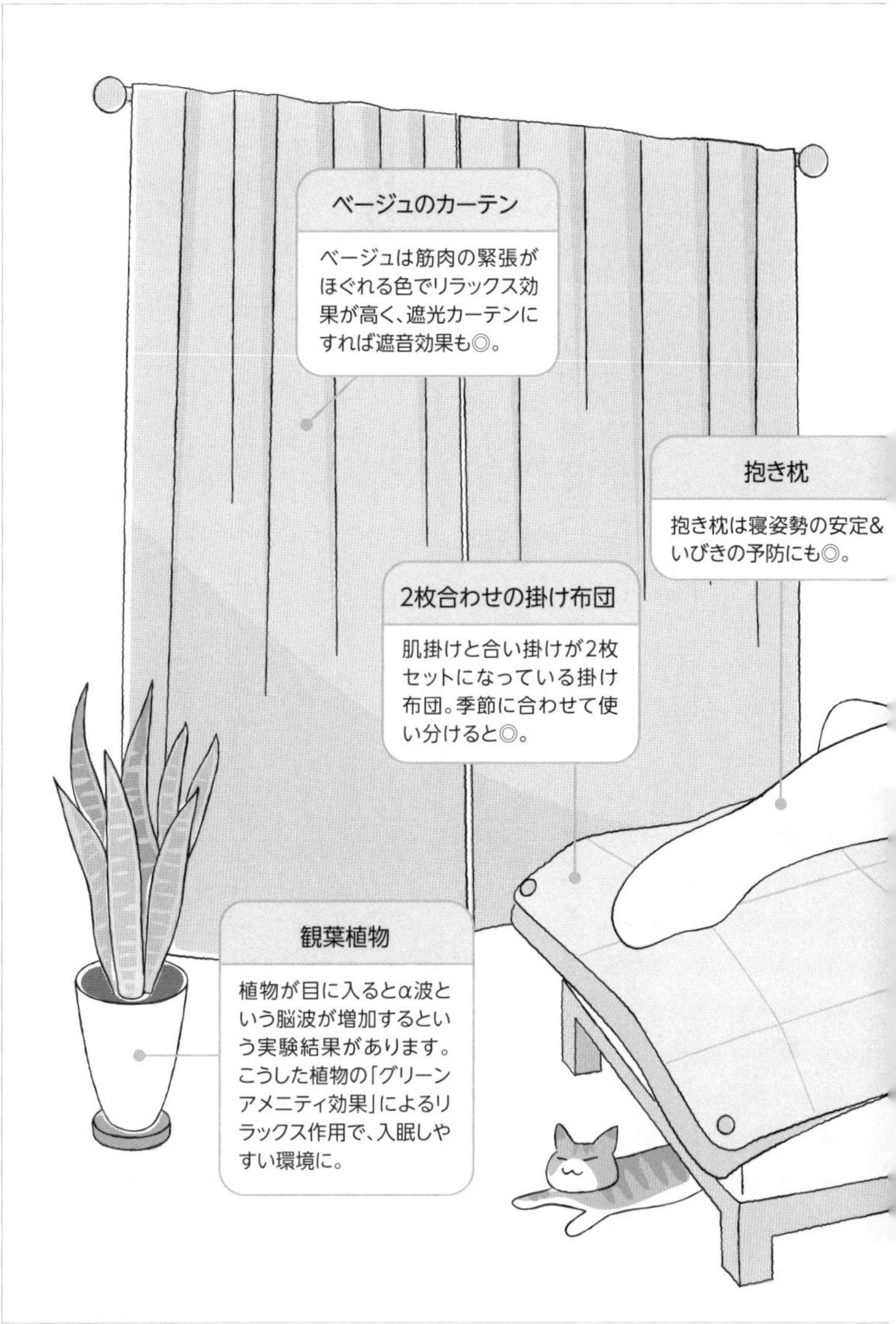
ベージュのカーテン
ベージュは筋肉の緊張がほぐれる色でリラックス効果が高く、遮光カーテンにすれば遮音効果も◎。
抱き枕
抱き枕は寝姿勢の安定&いびきの予防にも◎。
2枚合わせの掛け布団
肌掛けと合い掛けが2枚セットになっている掛け布団。季節に合わせて使い分けると◎。
観葉植物
植物が目に入るとα波という脳波が増加するという実験結果があります。こうした植物の「グリーンアメニティ効果」によるリラックス作用で、入眠しやすい環境に。

☑ ①着古したTシャツや半袖・短パンで寝ている

寝るときにスリープウェアを着ない人は多く、特に夏は着古したゆるめのTシャツや短パンで寝ている人がとても多いのです。でも実は**半袖・短パンは夏の睡眠の質を爆下げしている理由のひとつ**です！

#スリトレ スリープウェア（パジャマ）を着て「肌から眠る」

私はいつも選手の皆さんに「**肌から眠る**」と言っているのですが、触感というのは、体をリラックスさせる副交感神経にも作用する、かなり重要な要素のひとつです。肌に一番近い寝具はスリープウェアなので、枕やマットレスよりも先に整えることが多いほどです。私がサポートしている選手の皆さんは、全員、季節を問わず長袖・長ズボンのスリープウェアです。その理由は４つあります。

【オールシーズン長袖・長ズボンのスリープウェアがよい理由】

理由① スリープウェアは寝るためのスイッチだから

スポーツをしている方は、よくわかるかと思うのですが、普段の練習着と試合のユニフォームとでは、着たときの気持ちがまったく違いますよね？　ユニフォームを着ることで、「よし、じゃあ試合やったるで！」とスイッチを入れるように、スリープウェアにも「じゃあ今から寝ますよ」と脳を切り替える役割があります。アスリートに「試合に出るときはユニフォームを着るのに、なぜ寝るときにユニフォームを着ないの？」と言うと、皆さん着てくれるようになります。

理由② スリープウェアは寝るためのパターンと縫製で作られているから

例えば同じLサイズのものでも、普通の洋服とスリープウェアではそもそものパターン（型紙）が違います。同じサイズの洋服とスリープウェアを重ねてみるとわかるのですが、洋服よりも肩や袖の傾斜の角度が緩くなっています。全体的に身幅が広く丈も長く、ゆったりとした作りのため、寝返りがしやすく、それによって深部体温（脳や内臓の温度）をスムーズに下げやすくなります。

理由③ 長袖・長ズボンなら、冷房を使って寝ても朝だるくない！

冷房の風が直接体に当たると、毛細血管が縮まって血液の循環が悪くなります。代謝が悪くなったり、疲労物質が体外に排出されにくくなったりして、これが朝のだるさにつながります。ふくらはぎは、心臓に血液を送るポンプの役割から「第2の心臓」とも呼ばれますが、ここに冷たい風が当たると筋肉が冷えて硬くなり、ポンプ機能が弱くなって全身の血行が悪くなってしまいます。

理由④ 長袖・長ズボンなら、半袖よりも深部体温が下がり快眠！

私たちは寝ているときに汗をかいて、汗が肌から蒸発することで体温調整をしています。半袖・短パンで肌の露出が多いと、皮膚の表面だけが冷えて汗をかきにくくなります。長袖・長ズボンは皮膚表面が冷えるのを防ぐと同時に、汗を吸収し、深部体温を下げやすくするため快眠できるのです。

長袖Tシャツとスリープウェアではこんなにパターンが違う

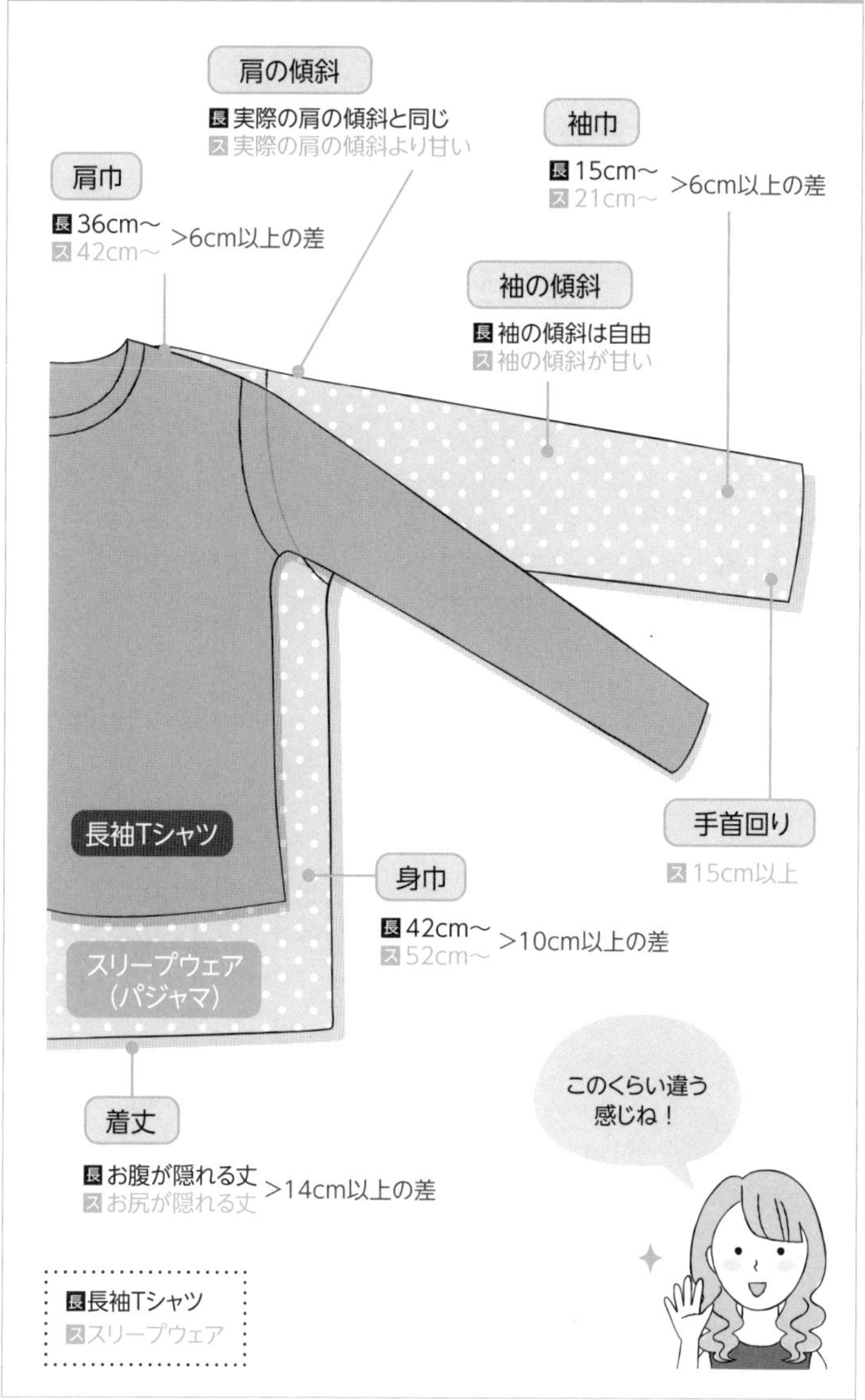
肩の傾斜
長 実際の肩の傾斜と同じ
ス 実際の肩の傾斜より甘い
袖巾
長 15cm〜
ス 21cm〜
>6cm以上の差
肩巾
長 36cm〜
ス 42cm〜
>6cm以上の差
袖の傾斜
長 袖の傾斜は自由
ス 袖の傾斜が甘い
長袖Tシャツ
手首回り
ス 15cm以上
身巾
長 42cm〜
ス 52cm〜
>10cm以上の差
スリープウェア
(パジャマ)
着丈
長 お腹が隠れる丈
ス お尻が隠れる丈
>14cm以上の差
このくらい違う
感じね！
長 長袖Tシャツ
ス スリープウェア

スリトレグッズ② スリープウェア

スリープウェアは自分がプロデュースして製作しているくらい、こだわりがあります。ここでは選ぶときのポイントをまとめた「**スリープトレーナー式 スリープウェアの正しい選び方**」をご紹介します。また春夏と秋冬で衣替えもしてくださいね。

【スリープトレーナー式 スリープウェアの正しい選び方】

❶寝返りがしやすい

人はひと晩で20回以上寝返りするといわれています。男性は筋肉がある分、放熱するための寝返りが多くなるといわれているので特に意識してほしいポイントです。寝返りは深部体温を下げる役割もあります。

❷洗濯機で洗える

生地は基本的に天然素材で、綿など洗濯機で洗えるものを選んでください。なぜなら、手洗いしないといけない素材を選んでしまうと洗うのが億劫になり、スリープウェアを着なくなってしまう方もいるからです。冬場は、綿素材でも三重ガーゼや中綿が入っているキルトニットなど、保温性がよいものにします。

❸肌触りがよい

柔らかい肌触りによって、癒やしや安らぎ、安心感のホルモン「オキシトシン」が分泌されるといわれています。また柔らかい肌触りは、副交感神経のスイッチを入れて入眠をしやすくする効果もあるといわれています。

❹ネイビーよりもベージュやパステルカラーを

体が色に対して反応する、筋肉の緊張度を表した指数「ライトトーナス値」というものがあります。これは両目を隠した状態で体にさまざまな色の光を当て、脳波や汗の量から筋肉の緊張度を数値化したものです。ベージュやパステルカラーなど淡い色のものが、筋肉の緊張度が低くリラックスして眠りやすくなります。青色でもネイビーなど濃い色よりも薄い色がおすすめです。

❺通気性がよい

夏場だけではなく通年で意識してほしいポイントです。冬場にモコモコした化学繊維のスリープウェアを着て寝ると、中に溜まった汗が冷えて寝冷えをすることがあります。

❻吸湿性、吸水性がよく、長袖・長ズボンのもの

人はひと晩でおよそコップ1杯分の汗をかくといわれており、吸湿性、吸水性は、深部体温にも影響をするので、ちゃんと汗を吸ってくれる素材を選んでください。前述のように長袖・長ズボンを選ぶこともポイントです。

❼着心地がよい

締め付けがない、ウエストのゴムがきつすぎない、ゴムやボタンが当たったりしない、過度な装飾がないものを。特にうつ伏せ寝の方は、ボタンのない被りタイプを選びましょう。またネグリジェよりもパジャマ形式のほうが寝乱れしにくく、睡眠効果が高いことが研究によって示されています。

❽脱ぎ着がしやすい

毎日着るものなので、脱ぎ着がしやすいのも重要です。

❾生地が薄くて軽い

寝ているときは、掛け布団の重さがかかってくる分、スリープウェアは薄くて軽いほうが寝返りもしやすく、体への負担も少なくなります。

⑩「睡眠のためのユニフォーム」として選ぶ

「人に見られないし、何でもいいや」と思ってしまう方も多いと思うのですが、毎日着るものですし、「睡眠のためのユニフォーム」という感覚で選んでほしいと思います。

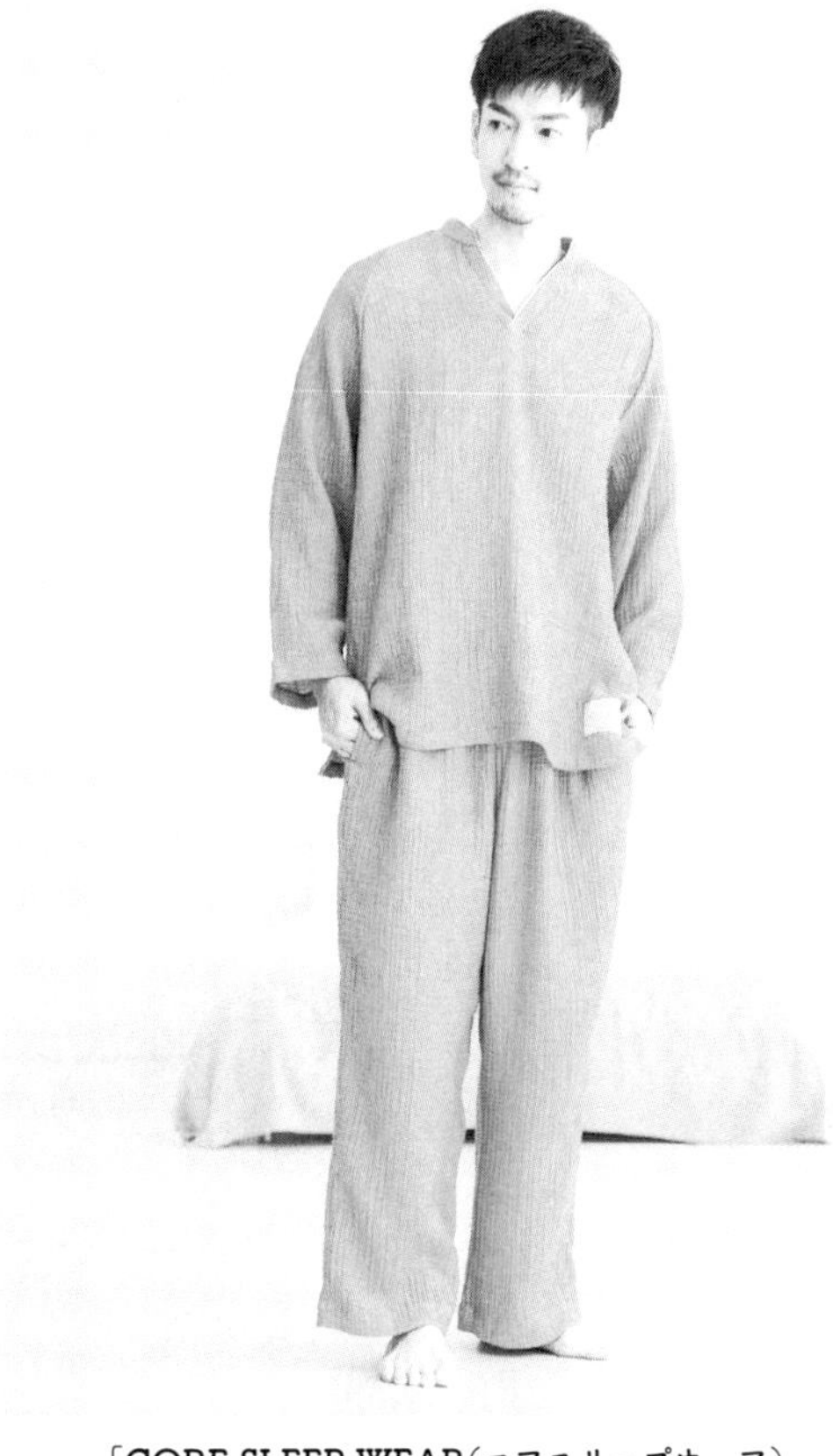

「CORE SLEEP WEAR（コアスリープウェア）」

こちらは私が監修したメンズのスリープウェアです。肩幅がある男性でも寝返りがしやすいようにラグラン袖にし、肩の可動域を広くするなど、男性の体格や睡眠の特徴を考慮しています。綿100％の二重ガーゼで通気性もよく、夏も着用でき、理想のスリープウェアの条件を網羅しています

☑ ② エアコンの温度が寒かったり暑かったりして目が覚める

寝室の温度管理がうまくいかないという方はとても多く、寒かったり暑かったりして夜中や朝方に目が覚めてしまったり、ご夫婦で体感温度が違いすぎてもめてしまったりして、「エアコンを何度に設定すればいいのかわからない！」という話をよく聞きます。

さらに日本は湿気がとても多いので、湿度管理もとても大切です。特に梅雨時は何もしなければ、部屋の湿度は70％近くになります。梅雨の夜、ジメジメするけれどちょっと肌寒いような感じがありますよね？　あれはまさに湿気が原因です。湿度が高いと、部屋の温度がそれほど高くなかったとしても、汗がなかなか蒸発しないので、深部体温が下がりにくくなり、睡眠の質が悪くなります。

#スリトレ

温湿度計で睡眠環境を見える化する

寝室の温度と湿度は、**夏は室温26℃、春・秋・冬は16〜19℃。湿度はオールシーズン50％が理想**です。大体、暑さや寒さで悩んでいる方の寝室は、この数値になっていないことが多いのです。これは**エアコンの設定温度ではなくて、実際の寝室の温度と湿度**であるということがポイントです。以前、私がエアコンの設定温度と室温を実際に比べてみたときは、室温のほうが2℃も高かったのです。この2℃が快適に眠れるか眠れないかのわかれ道。例えば26℃と28℃では寝苦しさが違いますよね。寝室に温湿度計を置いて、まず一度、見てみる。睡眠環境を見える化することが大切です。

スリトレグッズ③ 温湿度計

この本でご紹介している「スリトレグッズ」のなかでも、要となるもののひとつが、この温湿度計です。五輪メダリストやプロ野球選手の寝室にも必ず置いてもらっています。寝具の衣替えのタイミングもわかりますし、夏はクーラーによる冷やしすぎや睡眠時の熱中症を防止する意味でもあるとよいアイテムです。

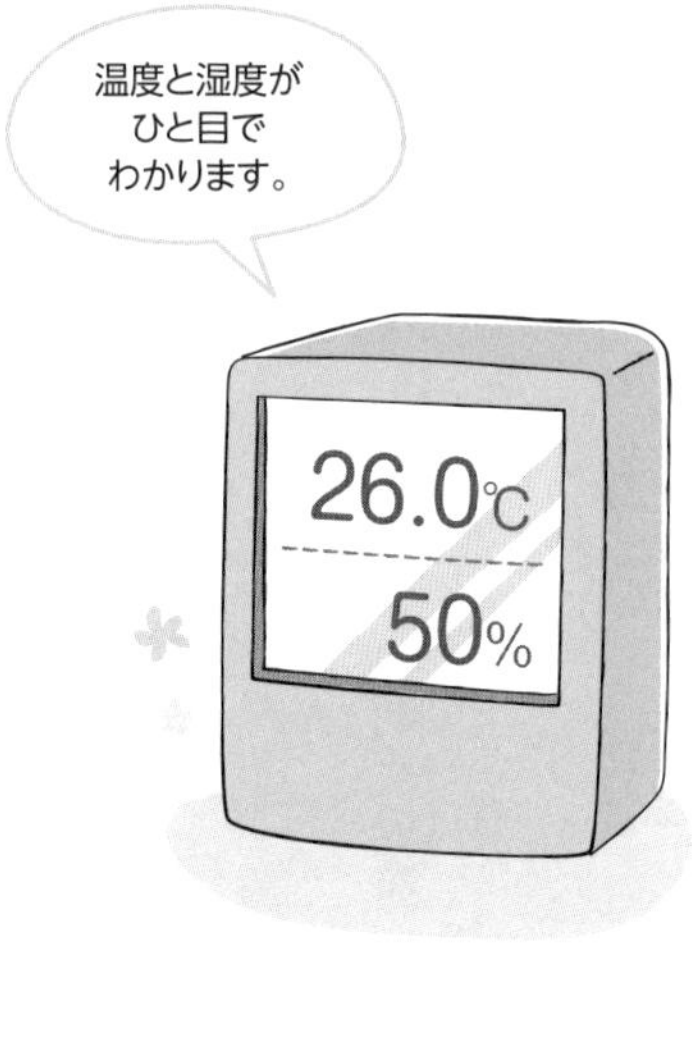
温度と湿度が
ひと目で
わかります。
26.0℃
50%

③ 寝る直前まで明るい部屋で過ごしていたり、スマホを見たりして寝落ちしている

睡眠ホルモンの「**メラトニン**」は、脈拍や体温、血圧を低下させる役割があり、自然な眠りには必要不可欠なホルモンです。この**メラトニンの天敵はブルーライトや明るい光**です。その分泌が抑制されると成長ホルモンの分泌も減り、睡眠の質そのものが下がるといわれています。夜中に目覚めたり、トイレに起きたりする原因にもなります。

スマホが睡眠に影響する点は2つあり、ひとつは「ブルーライト自体がメラトニンの分泌を抑制させてしまうこと」、もうひとつは「脳への刺激が強いこと」です。スマホでたくさんの情報に触れることが、脳の覚醒につながってしまうのです。

その対策として、スマホを見るときはブルーライトカットメガネをかけてください。そして脳への刺激を避けるため、寝る1時間くらい前にはスマホの電源を切ってもう見ないと決めるか、通知をオフにします。ブルーライトはスマホだけでなくパソコンやテレビの画面、部屋の照明からも出ているので、夕食の後、寝る前まで過ごすリビングなどの部屋や浴室の照明の使い方も非常に重要です。

#スリトレ
夕食後は、ブルーライトカットメガネをかけよう

ブルーライトカットメガネは**夕食を食べた後から、かける習慣を作る**といいと思います。実際に、就寝前、スマホやタブレット端末の使用時にブルーライトカットメガネを装着したグループのほうが、装着しなかったグループに比べてメラトニンの分泌量が多く、入眠がスムーズだったという研究結果が出ています。私が使っているのは、JIS規格でブルーライトカット率が90％以上のものです。これを毎晩かけて過ごして、夜はぐっすり寝ています。寝起きが全然違います。

#スリトレ
夕食後は、部屋の照明を暗くする

夕食後は目に直接光が入る大きな天井の明かりは消して、間接照明をうまく使って、**ホテルの客室ぐらいの明るさ**の部屋で過ごすと、メラトニンが分泌されやすくなり、寝つきがよくなります（浴室の照明については↓P157）。

パフォーマンスUPのための理想のリビング

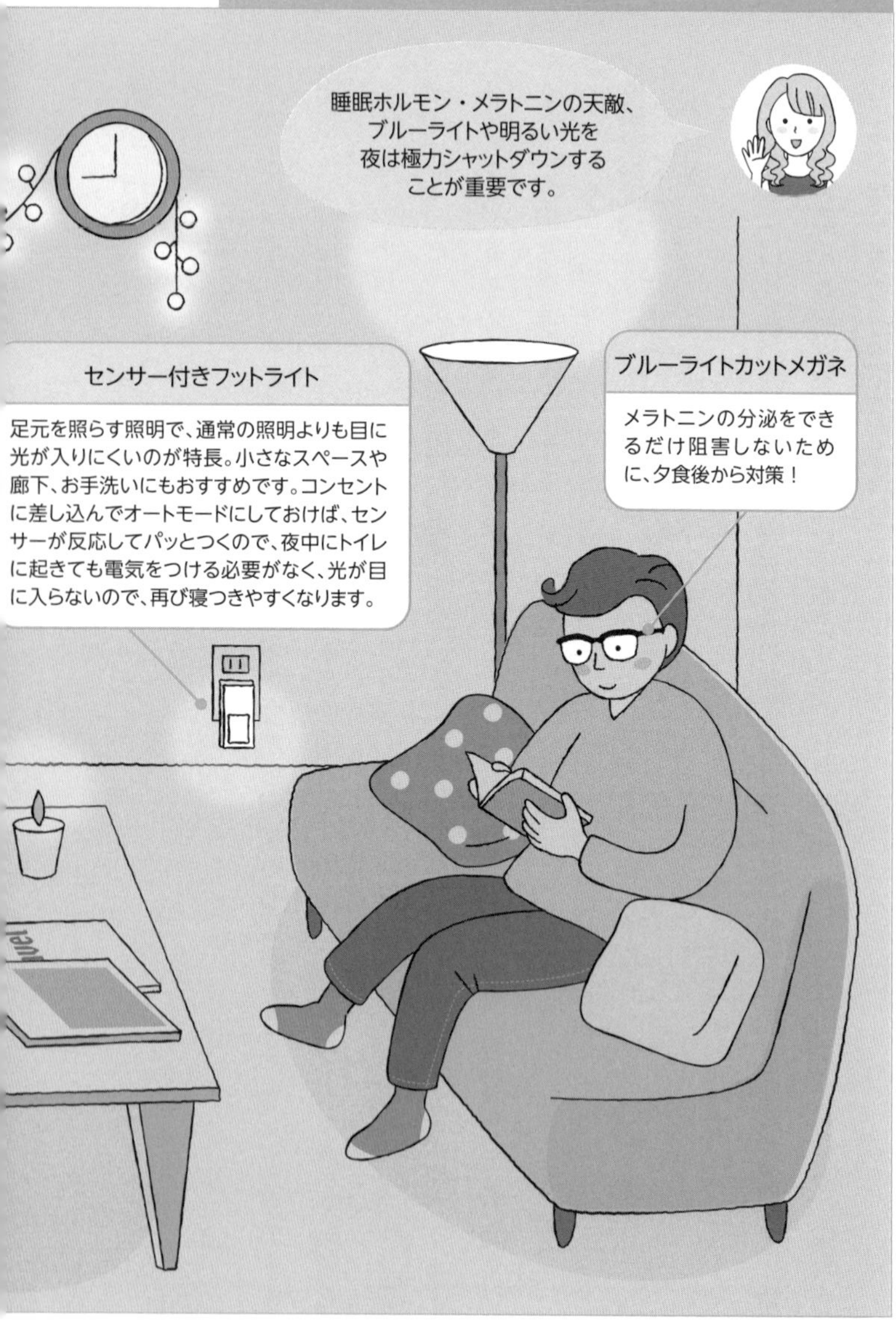
睡眠ホルモン・メラトニンの天敵、ブルーライトや明るい光を夜は極力シャットダウンすることが重要です。
センサー付きフットライト
足元を照らす照明で、通常の照明よりも目に光が入りにくいのが特長。小さなスペースや廊下、お手洗いにもおすすめです。コンセントに差し込んでオートモードにしておけば、センサーが反応してパッとつくので、夜中にトイレに起きても電気をつける必要がなく、光が目に入らないので、再び寝つきやすくなります。
ブルーライトカットメガネ
メラトニンの分泌をできるだけ阻害しないために、夕食後から対策！

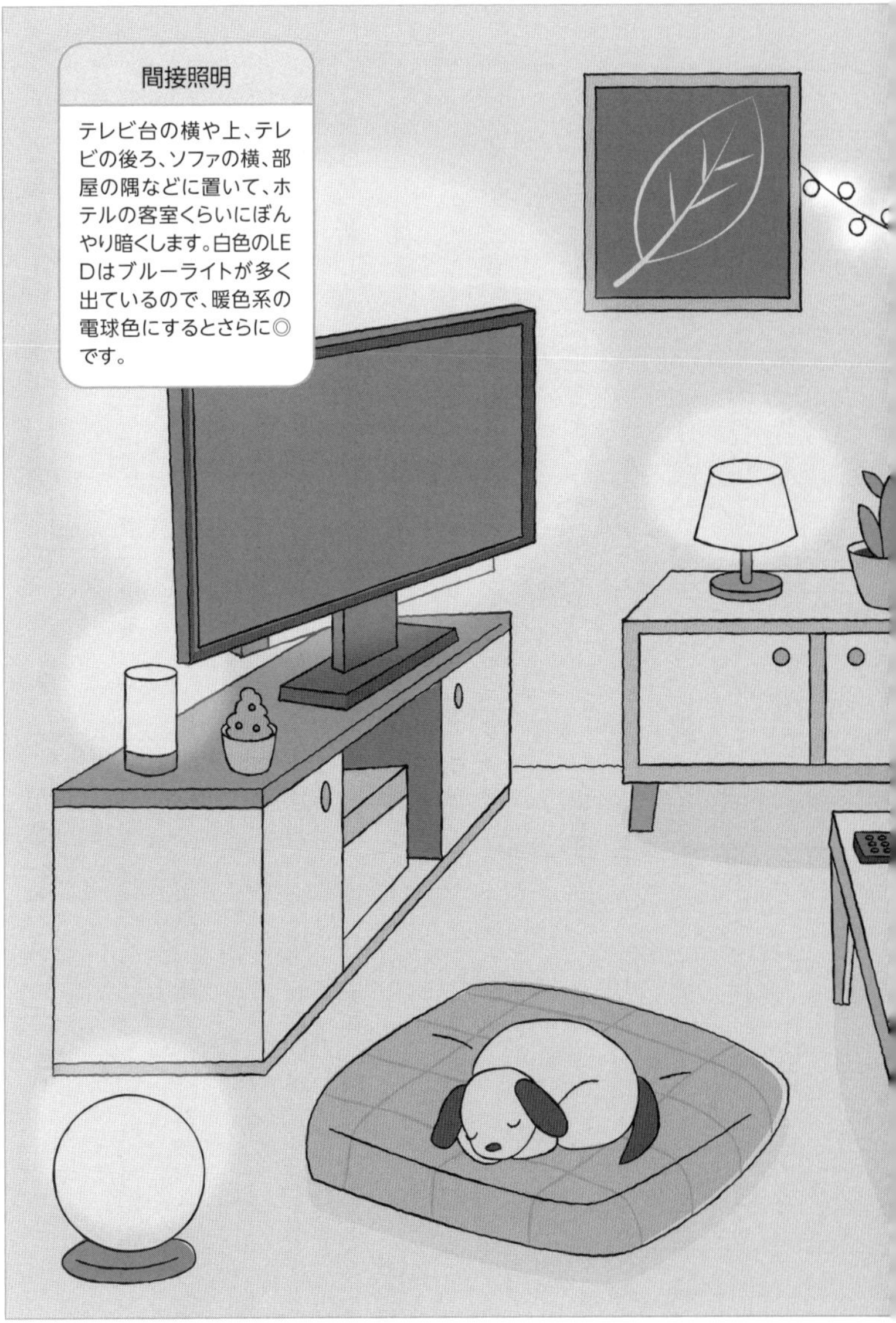
間接照明
テレビ台の横や上、テレビの後ろ、ソファの横、部屋の隅などに置いて、ホテルの客室くらいにぼんやり暗くします。白色のLEDはブルーライトが多く出ているので、暖色系の電球色にするとさらに◎です。

☑④ 起きると腕がしびれていたり、首が痛かったりする

カラダの外側が苦手科目さんで一番多いのは、起きると腕がしびれていたり、首が痛かったりして、「マットレスや枕が合っていない」ですとか、「自分の体に合うものがわからない」といったお悩みです。マットレスや枕は、つい寝心地だけや、「柔らかいのが好き」「硬いのが好き」といった好みだけで選びがちですが、それは体に合わない寝具を選んでしまう大きな要因となります。自分にぴったり合った「運命の寝具」を見つけるには次の3つがポイントです。

【スリープトレーナー式　運命の寝具の見つけ方】

❶枕とマットレスは必ずセットで考える

寝具を見直すとき、皆さん枕から入ることが多いのですが、ここで枕だけをスペックや機能のみで選ぶと、いわゆる「枕難民」になりやすくなります。枕はマットレスと頭の間にできる隙間を埋める道具にすぎません。マットレスの硬さや素材によって、合う枕の高さや素材が異なります。枕は単体ではなく、必ずマットレスとセットで考えます。

❷理想の寝姿勢を維持できるマットレスを見つける

枕とマットレスを選ぶうえで最も大切なのは、**立ち姿のままで寝られるかどうか**です。

それが理想の寝姿勢です。人の背骨は、首から背中にかけてS字のカーブを描いており、このカーブには個人差がかなりあります。自分のS字カーブをちゃんと維持できる寝具が一番いいのです。

❸マットレスと頭の隙間を埋める枕を選ぶ

自分のS字カーブの隙間を埋めるマットレスを見つけたら、その次にマットレスと頭の隙間を埋める枕を選びます。

これが自分に合う運命の寝具の見つけ方です。

立ち姿が理想の寝姿勢

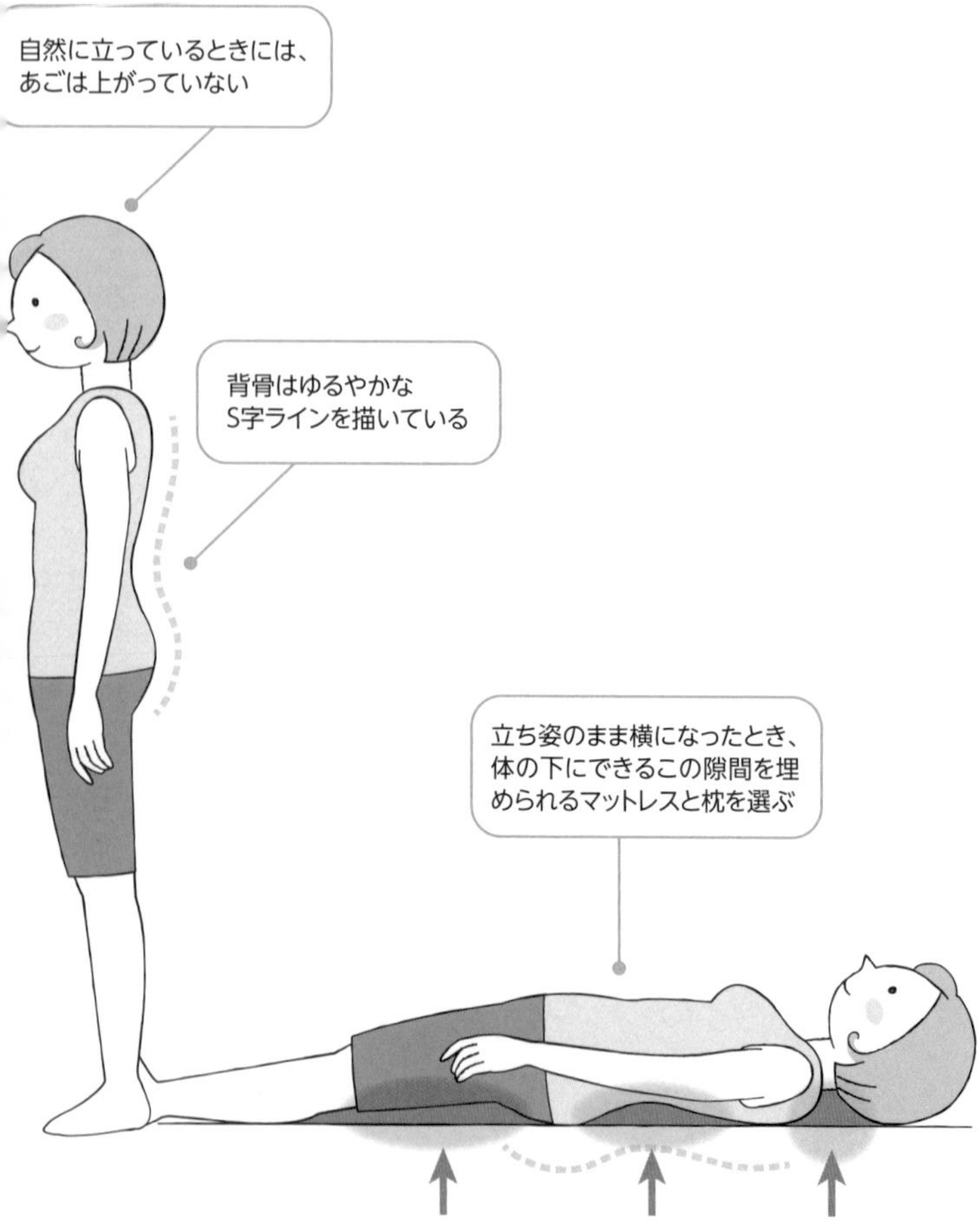
自然に立っているときには、
あごは上がっていない
背骨はゆるやかな
S字ラインを描いている
立ち姿のまま横になったとき、
体の下にできるこの隙間を埋
められるマットレスと枕を選ぶ

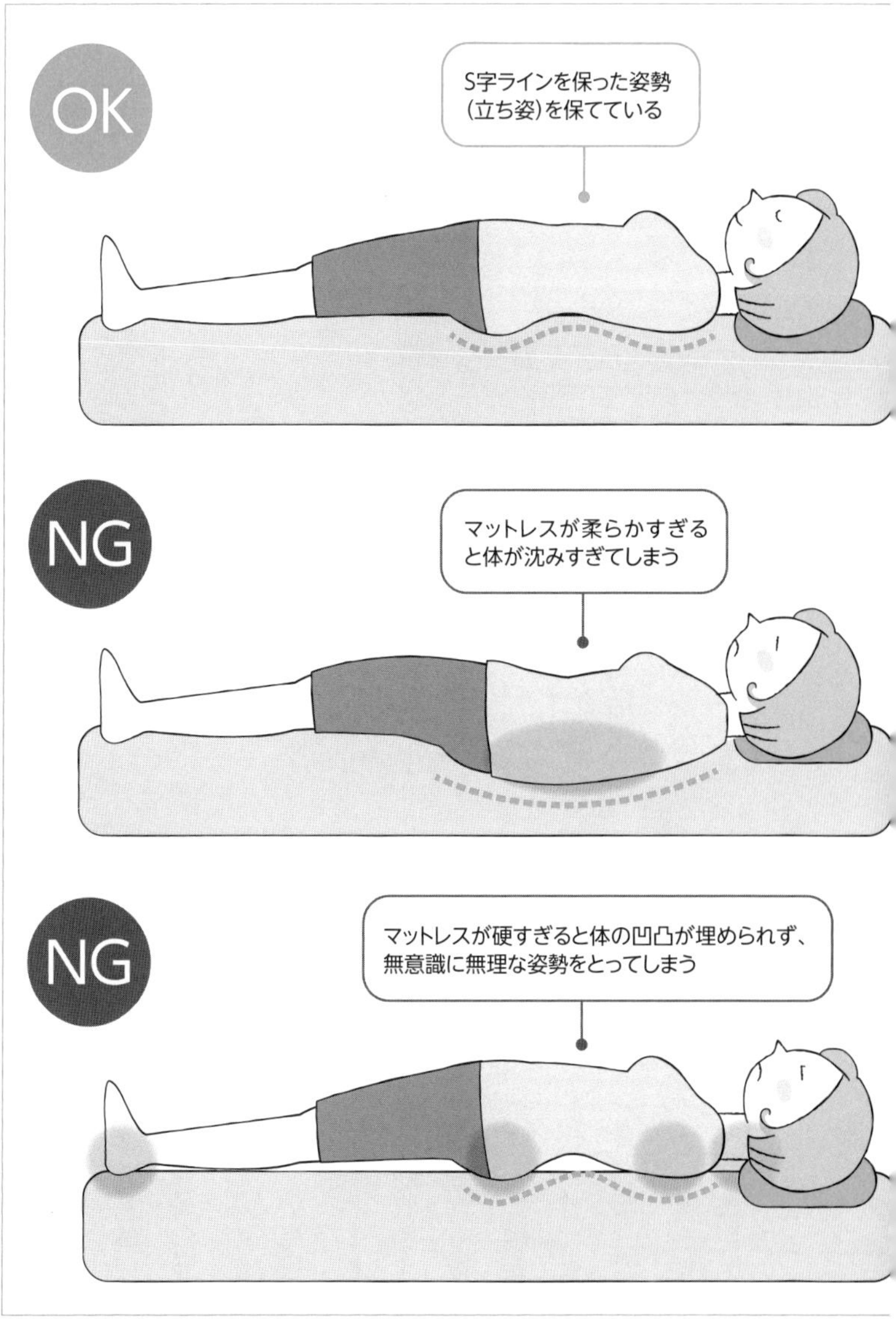
OK
S字ラインを保った姿勢
(立ち姿)を保てている
NG
マットレスが柔らかすぎる
と体が沈みすぎてしまう
NG
マットレスが硬すぎると体の凹凸が埋められず、
無意識に無理な姿勢をとってしまう

横向き寝が多い人の理想の寝姿勢

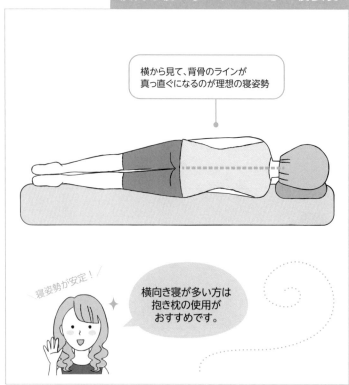

横から見て、背骨のラインが
真っ直ぐになるのが理想の寝姿勢
寝姿勢が安定！
横向き寝が多い方は
抱き枕の使用が
おすすめです。

●横向き寝が多い人の場合

横向き寝が多い人は、**横から見たときに背骨のラインが真っ直ぐになる**のが正しい寝姿勢です。ただし特に肩幅がある男性は、横向き寝の寝姿勢が崩れやすく、いびきをかいてしまう方も多いので、そうした場合は枕に加えて「抱き枕」も試してみてくださいね。足をかけて支えることで、横向き寝の寝姿勢をサポートしてくれます。

侮るなかれ、寝姿勢！

なぜ寝姿勢が大切なのかというと、背骨とその周りには、中枢神経や自律神経が通っているからです。寝姿勢（背骨の状態）は、脳への血流、背骨の安定性、関節や靭帯への負担、酸素を取り込む量や呼吸の具合、筋肉の働きと回復、心臓の働きと血圧、消化と細胞の代謝、ホルモンの生成など、さまざまな機能に影響を与えます。つまり、**寝姿勢で体の回復力が変わってしまう**ということなのです。

もちろん、実際にマットレスを選ぶときには「これが寝姿勢はきれいだけれど、でも自分はこっちのほうが寝やすいな」ということは絶対にあるので、そのときは寝やすいものを選んだほうがよいでしょう。寝姿勢を維持するという客観的な基準で選んでから、もう少し柔らかめがいいか、硬めがいいかを見て、最後に自分の好みを出すというイメージで選んでもらえたらと思います。

ラフな格好で買いに行こう

マットレスや枕を選びに行くときには、Tシャツと短パンのようなリラックスできる、

マットレスの代表的なサイズ

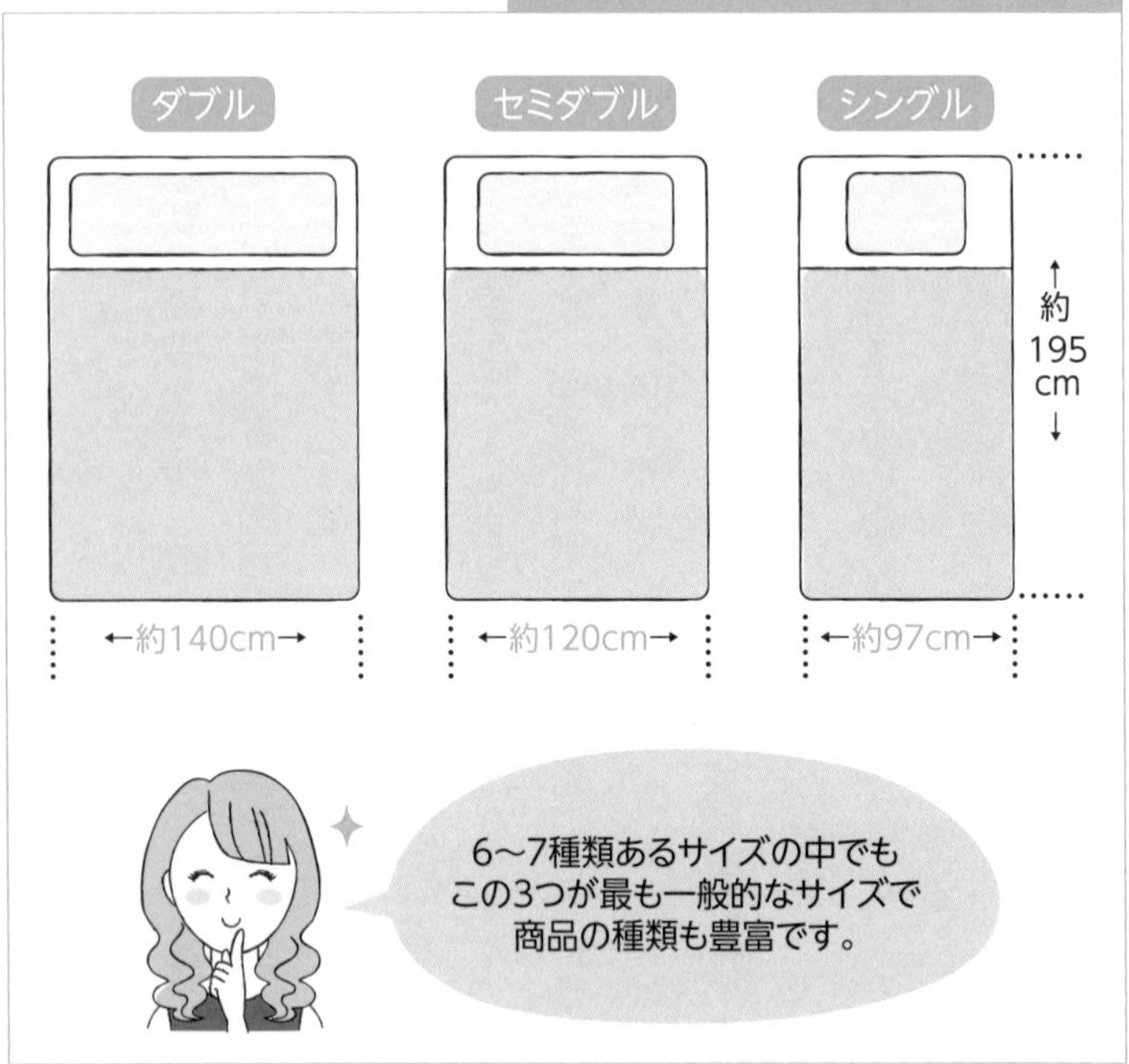
ダブル
セミダブル
シングル
約195cm
←約140cm→
←約120cm→
←約97cm→
6～7種類あるサイズの中でも
この3つが最も一般的なサイズで
商品の種類も豊富です。

少しラフな格好で行くのがおすすめです。スーツなどを着て、筋肉が硬直しているような緊張状態にあると、マットレスの硬さの感じ方が変わってしまうからです。フードが付いている洋服もNGです。そしてお店ではたいてい「靴のままベッドに上がって試していいですよ」と言われますが、このとき必ず靴を脱いでから試してください。かかとでもフィット感がわかりますし、足の沈み方も変わってきます。

敷き布団か？マットレスか？

最近、敷き布団とマットレスの中

間のような商品も売られていますが、いわゆる敷布団は一層か、入っても二層くらいなので、いろいろな種類のウレタンやスプリングが入るマットレスに比べると体にフィットしにくく、S字のカーブが維持できにくいといえます。厚みがないことで底つき感が出ることもあり、商品数や寝心地のバリエーションからも、マットレスのほうが自分の体に合ったものを選びやすいと思います。

サイズ選びもとても大切

マットレスのサイズは、セミシングル、シングル、セミダブル、ダブル、クイーン、キングの主に6種類あり、ほかにダブルとクイーンの中間にあたるワイドダブルというサイズもあります。それぞれ横幅が違い、丈はどのサイズも基本的には195cmで共通です（ロングタイプの203～210cmもあります）。サイズ選びは**肩幅の2.5～3倍ほどが目安**になります。一般的な大人ひとり用のサイズはシングルですが、身長180cm以上、体重が80キロを超える人は、寝返りすることを考えてセミダブル以上を検討するのもよいでしょう。また小柄な方で「セミシングルで寝ています」という方もいらっしゃいますが、大人ひとりが寝るには小さすぎるので、やはりシングルサイズがおすすめです。

マットレスの素材は大きく分けて5種類

マットレスには**高反発マットレス**と**低反発マットレス**とがあり、名前の通り押し戻す反発力に違いがあります。これらは寝返りに対する考え方が異なっていて、高反発は寝返りを促し、低反発は体にフィットして寝返りを抑えます。

高反発マットレスは種類が多く、主な素材にはスプリングが入ったコイル系の「ボンネルコイル」と「ポケットコイル」、スプリングを使用しないノンコイル系の「高反発ファイバー」や「高反発ウレタン」があり、これらの素材を組み合わせたマットレスもあります。低反発マットレスの主な素材は「低反発ウレタン」です。

●高反発コイル系（ボンネルコイル・ポケットコイル）

スプリングを使用したコイル系のマットレスは、一般的にベッドフレームの上に重ねて使う耐久性が高いタイプです。**ボンネルコイル**は、コイル同士が連結しているもので、体を面で支えます。硬めの寝心地が好きな方や、体重があって柔らかいマットレスでは体が沈みすぎてしまう方に向いています。内部が空洞になっているので、通気性がよく熱が逃

マットレスの代表的な5つの素材

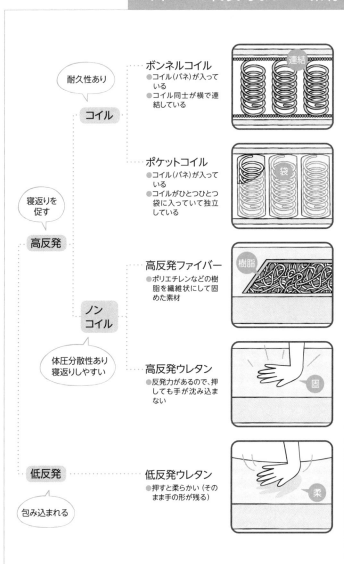

- **高反発**（寝返りを促す）
  - **コイル**（耐久性あり）
    - **ボンネルコイル**
      - コイル(バネ)が入っている
      - コイル同士が横で連結している

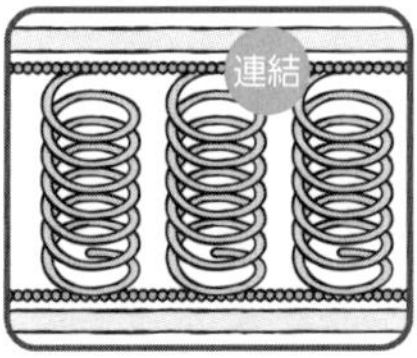
連結

    - **ポケットコイル**
      - コイル(バネ)が入っている
      - コイルがひとつひとつ袋に入っていて独立している

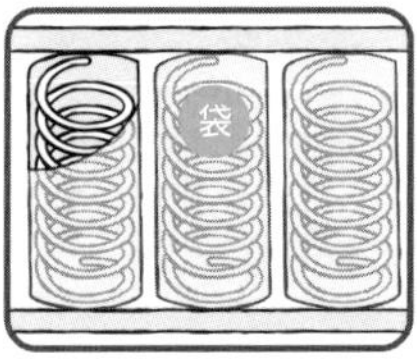
袋

  - **ノンコイル**（体圧分散性あり 寝返りしやすい）
    - **高反発ファイバー**
      - ポリエチレンなどの樹脂を繊維状にして固めた素材

樹脂

    - **高反発ウレタン**
      - 反発力があるので、押しても手が沈み込まない

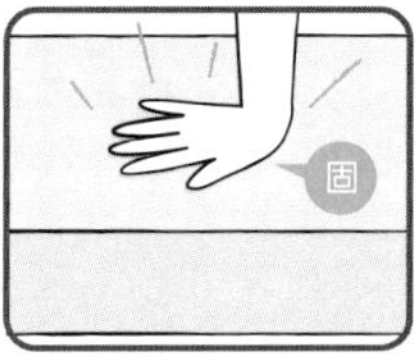
固

- **低反発**（包み込まれる）
  - **低反発ウレタン**
    - 押すと柔らかい（そのまま手の形が残る）

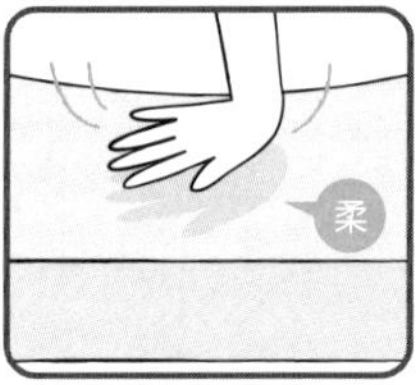
柔

げやすいのも特長です。**ポケットコイル**は、コイルスプリングがひとつひとつ袋に入って独立しているもので、体を点で支えます。柔軟性があり、寝心地は柔らかめ。振動が伝わりにくいので、パートナーや家族と一緒にマットレスを使う人に向いています。ただし、同じボンネルコイルマットレス、ポケットコイルマットレスでも、その上に入っている詰め物（ウレタンなど）によって寝心地やフィット感が大きく異なるので、入っている詰め物の量も選ぶときの大切なポイントになります。

●高反発ノンコイル系（高反発ファイバー・高反発ウレタン）

ノンコイル系は、厚みがコイル系のマットレスに比べて薄いものが多く、耐久性が低くなりがちです。**高反発ファイバー**は寝返りがしやすく湿気が逃げやすいので、高温多湿な日本の気候に合っています。シャワーで洗えるものも多いです。ただし夏でも涼しい反面、冬場は保温性が足りないので、キルティングのカバーやパッドと一緒に使うのがおすすめです。**高反発ウレタン**は体圧分散がよく、寝返りはしやすいけれど、蒸れやすくて暑い。そのためカビやすく寿命が短くなる傾向があります。

●低反発（低反発ウレタン）

低反発ウレタンは、もともとは宇宙飛行士が無重力状態の船内で体がぶつかってもけがをしないように開発された素材です。押すとゆっくりと元に戻り、ふんわりと包み込まれるような寝心地です。柔らかく床ずれが起きにくいことから、医療の現場でも多く使われています。ただし夏は柔らかくなりすぎ、冬は硬くなりやすく、湿気やすくて水に弱いという特徴があります。

ここでひとつ言いたいのは、どの素材がすごくいいとか、これがベストというものはなくて、**ライフスタイルや体形、体重などによって、適切な素材が変わる**ということです。また最近は、高反発の体圧分散性と低反発のフィット性、それぞれのよさを組み合わせたような製品も増えてきました。

男性向き、女性向きの寝具がある

寝具選びには男女差があります（もちろん体重差などもあるので、一概に言えない部分もあります）。筋肉量が多い男性には、夏でも涼しいノンコイル系の高反発ファイバー素材や、通気性がよく、体を面で支えるボンネルコイルのマットレスが合いやすいといえます。女性は男性に比べて体の凹凸があるので、コイルが独立していて体に沿ってくれるポケットコイルが合いやすいですし、また低反発マットレスは、体重がかかる部分がそのまま沈むので、基本的には体重が軽い女性向きかなと思います。

枕については、パイプ枕やそば殻、高反発ファイバーなどは、頭の熱を逃がして深部体温を下げやすいため男性には合いやすいですが、女性には少し硬すぎると感じられることがあります。女性の枕はある程度クッション性も大切です。

マットレスと枕は同じ素材感でそろえる

もうひとつ気をつけたいのが素材の相性です。マットレスは高反発素材なのに、枕は低反発素材のものを使っているという方も多くいますが、そういうちぐはぐな組み合わせは、お互いのよさを消してしまい寝姿勢が崩れやすくなってしまいます。素材の感じはそろえたほうがよく、高反発のマットレスには高反発の枕を、低反発のマットレスには低反発の枕を選んだほうが体にもフィットしやすいのです。メーカーをそろえる必要はありません。

枕は必ずしもオーダーメイドでなくてもよい

プロ野球の投手で利き腕の太さや長さが違う場合や、ラグビー選手のように胸板が厚い場合などは、オーダーメイドの枕をおすすめすることもありますが、サポートしている選手全員にオーダーメイドの枕を使ってもらっているわけではありません。オーダーメイドは、頭の形や首の長さなど、いろいろ計測をして作ることができるのですが、マットレスとの相性についてはあまり考えられていないケースもあるので、家に帰って実際に寝てみたら合わなかったという声が結構多く、私がインテリア会社に勤めているときも「枕をオーダーメイドで何万円も払って作ったのに合わなくて、買い換えに来ました」という方をたくさん見てきました。寝心地もコスパも断然、市販の枕のほうがいいのです。特に遠征や出張などで自宅のベッド以外で寝る機会が多い方は、中身を抜き差しして高さ調整ができるタイプの市販の枕を選んで、その場所場所のマットレスの硬さに合わせて高さを調整したほうがいいケースもあります。

枕の高さはバスタオルで計測しよう

枕だけを買い換えるときは、使用する予定のマットレスや敷き布団の上で横になり、ちょうどいい枕の高さをバスタオルを使って調べます。もちろん枕の素材によって頭の沈み込み具合は変わりますが、体形とマットレスに合う枕の「高さの目安」ができるので、それに合わせて選んでみてください。枕は低すぎると、顔がむくんだり、首や肩がこったりなどの症状が出ます。反対に高すぎると、首にシワができやすかったり、息苦しさを感じたり、首や肩がこったりします。また、もし心配であれば、自分であとから高さ調整ができる枕を選ぶのもおすすめです。

室温20℃が衣替えのタイミング

ベッド回りのアイテムの基本は、掛け布団、枕、シーツ、ベッドパッド、マットレス、ベッドフレームの6つです。寝心地はマットレスと枕がすべてと思われがちですが、これらのアイテム同士の相性がいいか、季節に合っているかが大切です。

「寝床内環境」といわれる布団の中の温湿度は、温度33℃、湿度50％前後が理想です。

枕の高さの調べ方

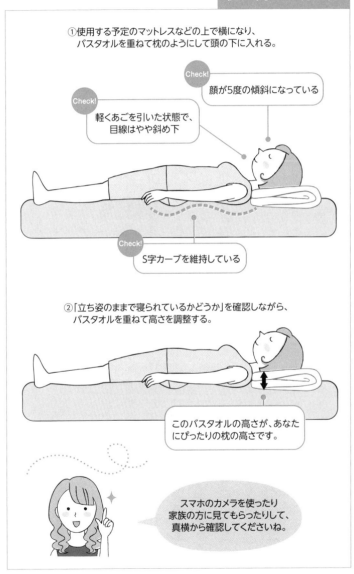

①使用する予定のマットレスなどの上で横になり、
バスタオルを重ねて枕のようにして頭の下に入れる。

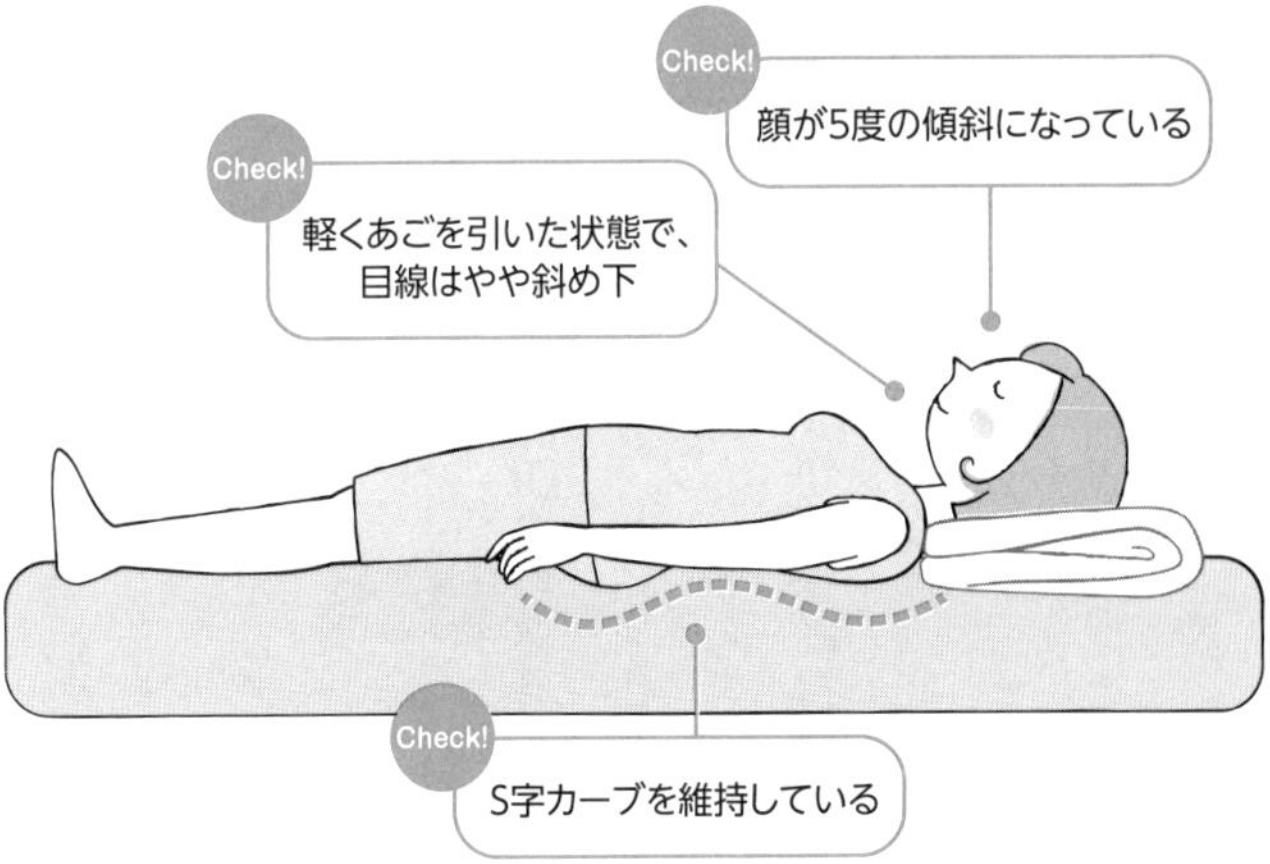
Check!
顔が5度の傾斜になっている
Check!
軽くあごを引いた状態で、
目線はやや斜め下
Check!
S字カーブを維持している

②「立ち姿のままで寝られているかどうか」を確認しながら、
バスタオルを重ねて高さを調整する。

このバスタオルの高さが、あなたにぴったりの枕の高さです。

スマホのカメラを使ったり
家族の方に見てもらったりして、
真横から確認してくださいね。

これを維持できる寝具を季節に合わせて選ぶことが重要です（ただし寝床内環境を家庭で計ることは難しいので、寝室の室温と湿度が目安になります）。つまり、いきなりマットレスや枕を買い換えなくても、ベッドパッドやシーツなどの小物を少し工夫して寝床内環境を理想の数値に近づけるだけでも、眠りの質は向上します。

繰り返しになりますが、寝室の温度と湿度は、それぞれのシーズンで適している温度と湿度があります。夏は室温26℃、春・秋・冬は16〜19℃。湿度はオールシーズン50％が理想です。そして、**室温20℃が寝具とスリープウェアの衣替えのタイミング**です。室温20℃を超えたら、冬用の布団から肌掛け布団や合い掛け布団など、薄めの布団に衣替えをして、シーツは分厚い冬用のものから標準のシーツに替えてください。朝の肌寒さが心配な場合はシーツなどのリネン類を先に衣替えするのもおすすめです。室温20℃を下回ったら、同じように薄めの布団から冬用の布団に替えます。

ただし、これは住環境によっても大きく異なります。気密性が高いマンションなのか、戸建てでも木造か鉄筋かなどによってもさまざまなので、ひとつの目安としてください。寝室を季節に合った温度と湿度にするためにも、衣替えのタイミングを知るためにも、寝室に温湿度計を置いて、睡眠環境を見える化することが大切です。

寝具とスリープウェアの衣替えの目安

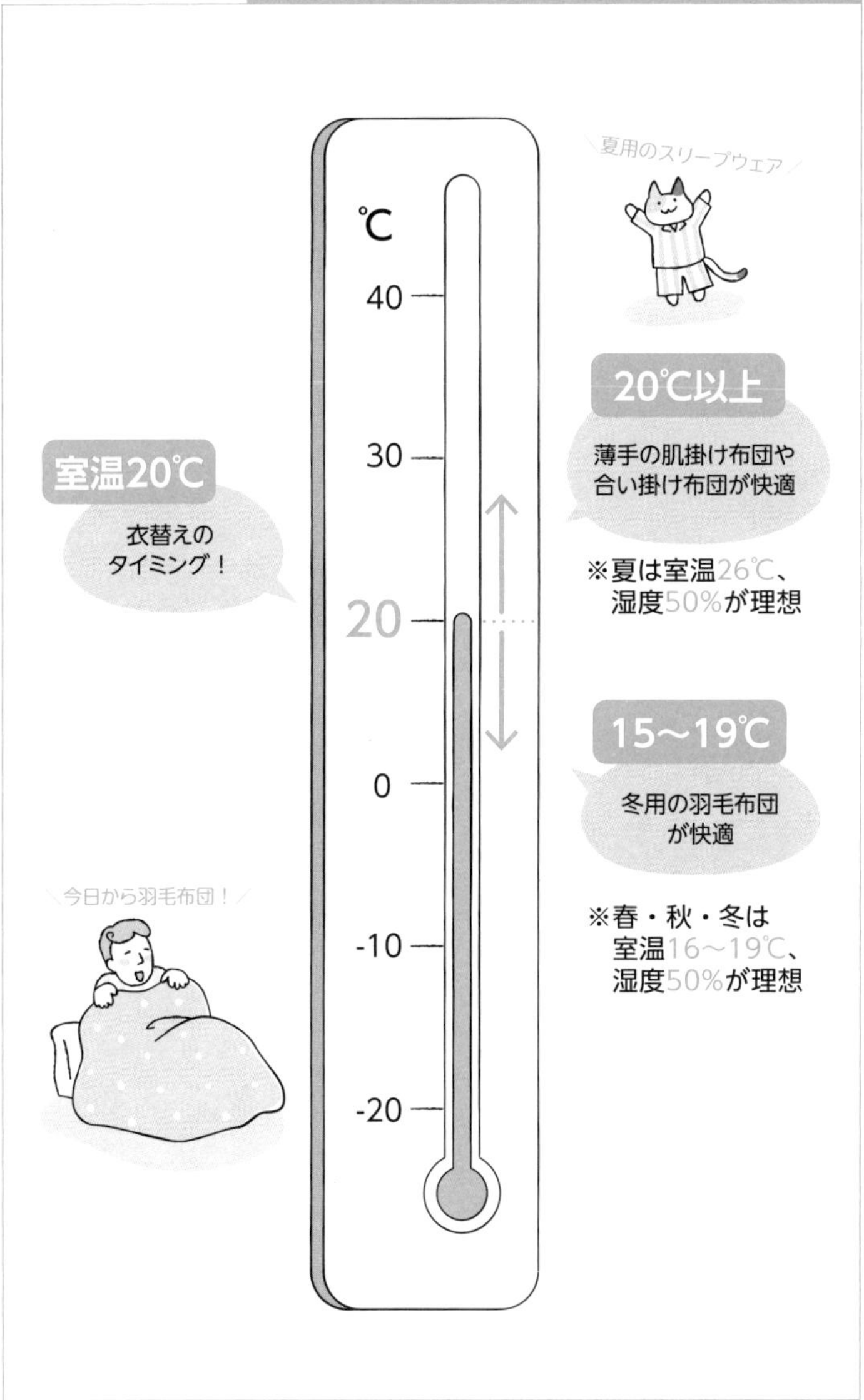

夏用のスリープウェア
℃
40
30
20
0
-10
-20
室温20℃
衣替えのタイミング！
20℃以上
薄手の肌掛け布団や合い掛け布団が快適
※夏は室温26℃、湿度50%が理想
15〜19℃
冬用の羽毛布団が快適
※春・秋・冬は室温16〜19℃、湿度50%が理想
今日から羽毛布団！

第3章

「体内時計が苦手科目さん」のスリトレ

☑ ⑤週末に寝だめをする

☑ ⑥毎日起床時間、就寝時間が違う

☑ ⑦朝食を食べない、または食べる時間がバラバラ

☑ ⑧残業などで遅い時間まで仕事をしている。または明るい照明を浴びている

☑ ⑨デパート勤務などで屋内にいる時間が長い

体内時計とは？

体内時計といえば、時差ボケ程度の話で、体にそんなに大きな影響があると思う人は多くないと思うのですが、実は**体内時計は睡眠と覚醒だけでなく、体温や血圧の変化、ホルモン分泌など、生体機能そのものを調整している**、とても大切な機能です。体内時計に関する研究が２０１７年にノーベル生理学・医学賞を受賞したことでも話題になりました。

体内時計はどこにある？

体内時計には**主時計、脳時計・末梢時計**があって、中枢である主時計の役割を果たしているのが、脳の真ん中の少し下のところにある「**視交叉上核**（しこうさじょうかく）」です。脳内のそれ以外の体内時計は脳時計と呼ばれ、皮膚や筋肉、血管、肝臓、胃腸など体内のあらゆる細胞の体内時計は末梢時計と呼ばれています。

いつも選手には、主時計が「監督」で、脳時計や末梢時計が「選手」だと話しています。監督の指示に従って、選手がプレイするという関係です。面白いのが、監督である主時計は、朝、日の光を浴びることによって動き始めるのですが、選手である脳時計や末梢時計

体内時計は体中にある

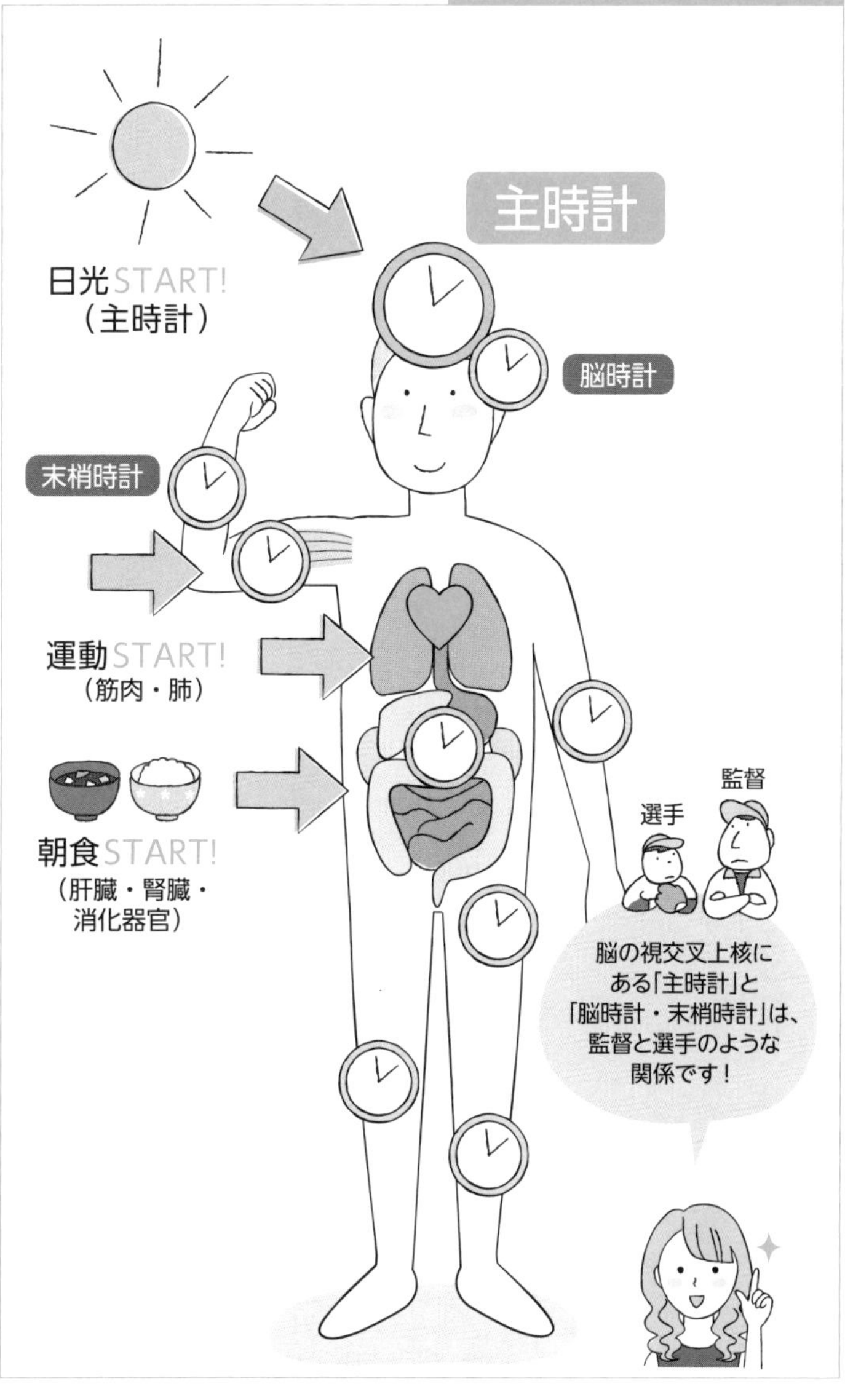

主時計
日光START!
（主時計）
脳時計
末梢時計
運動START!
（筋肉・肺）
朝食START!
（肝臓・腎臓・
消化器官）
監督
選手
脳の視交叉上核に
ある「主時計」と
「脳時計・末梢時計」は、
監督と選手のような
関係です！

は、光を浴びるだけでは動かないことです。運動をしないと肺や筋肉の体内時計は動かず、ご飯を食べないと肝臓や腎臓、消化器官の体内時計は動かないのです。これらの体内時計をきちんとすべて動かすことが大切です。

体内時計が苦手科目さんとは？

海外に行かなくても、食事の時間や光の浴び方などの生活習慣が変わると、体内時計が変化して、実際の時間と体内時計にズレが生じる状態、いわゆる時差ボケ状態になりやすくなります。これを「**社会的時差ボケ**」といいます。週末に寝だめをしてしまっている方、毎日起きる時間や寝る時間が違う方、また仕事や食事の時間が日によって違う方などに社会的時差ボケが起きやすく、「体内時計が苦手科目さん」といえます。

朝起きてからの行動が、夜の睡眠を決める

人は、疲れたから眠る（恒常性維持機構）、夜になったから眠る（体内時計機構）、というふたつの理由で眠くなります。睡眠ホルモンの「**メラトニン**」は、体内時計に働きかけて、夜に自然な眠りを誘います。このメラトニンは、おおよそ3つの段階を経て分泌され

るといわれています。

1つ目の段階が**トリプトファン**です。これは肉、魚、卵、大豆、乳類、バナナ、白米などの良質なたんぱく質に含まれている必須アミノ酸（体内では作り出せないアミノ酸）の一種です。

トリプトファンは、散歩やランニングなどの規則的なリズム運動、咀嚼（そしゃく）、日光を浴びること、さらにビタミンD、ナイアシン、ビタミンB6、葉酸、鉄などの栄養素を摂取することで、朝から夕方にかけて、2つ目の段階である**セロトニン**になります。この脳内物質のセロトニンは幸せホルモンと呼ばれ、精神を安定させる働きがあります。

3つ目の段階で、セロトニンが睡眠ホルモンの**メラトニン**になります。そのためには、暗い空間、リラックスの神経である副交感神経をきちんと働かせること、栄養素はマグネシウムなどが必要です。

トリプトファンからメラトニンになるには、約15時間かかるといわれています。夜の睡眠のためにも、朝食でトリプトファンを含むたんぱく質を摂取することが大切です。それに加えて、リズム運動や日光浴、暗い空間で副交感神経をONにするなど、1日を通してアクションを取ることが必要なのです。

セロトニン&メラトニンは朝食のたんぱく質から作られる

る！

ン
ン）

トリプトファン
（必須アミノ酸）

要なアクション

リズム運動
散歩やランニングなどの
運動。咀嚼も含まれる）
日光浴
必要な栄養素
ビタミンD・ナイアシン・
ビタミンB6・葉酸・鉄など）

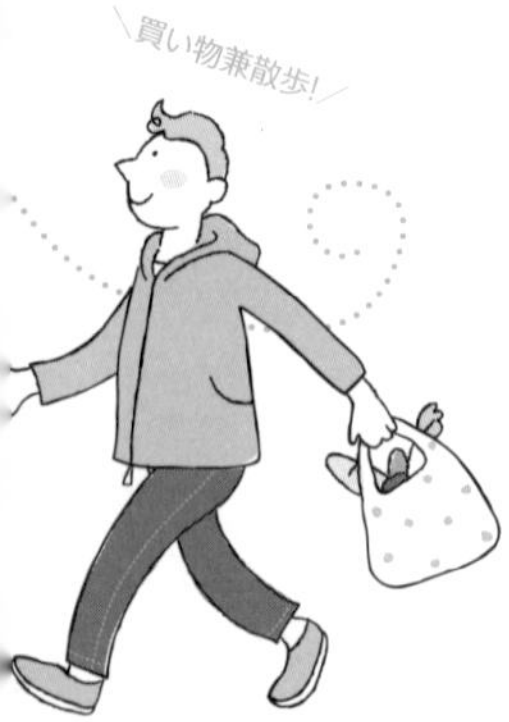
買い物兼散歩!

必要なアクション

● 朝食で良質なたんぱく質を摂る

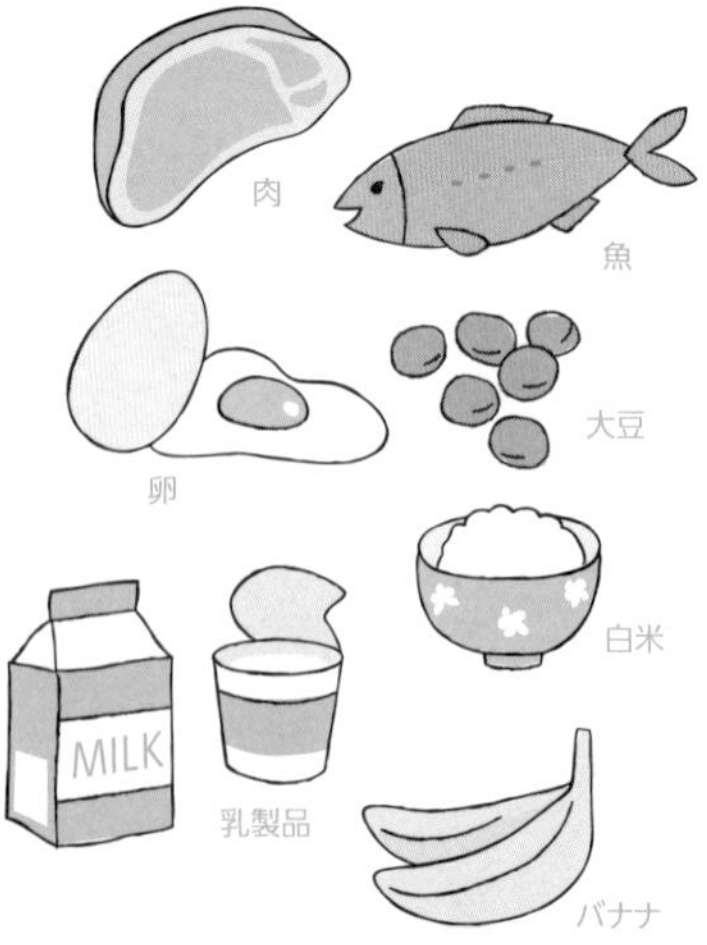
肉
魚
卵
大豆
白米
MILK
乳製品
バナナ

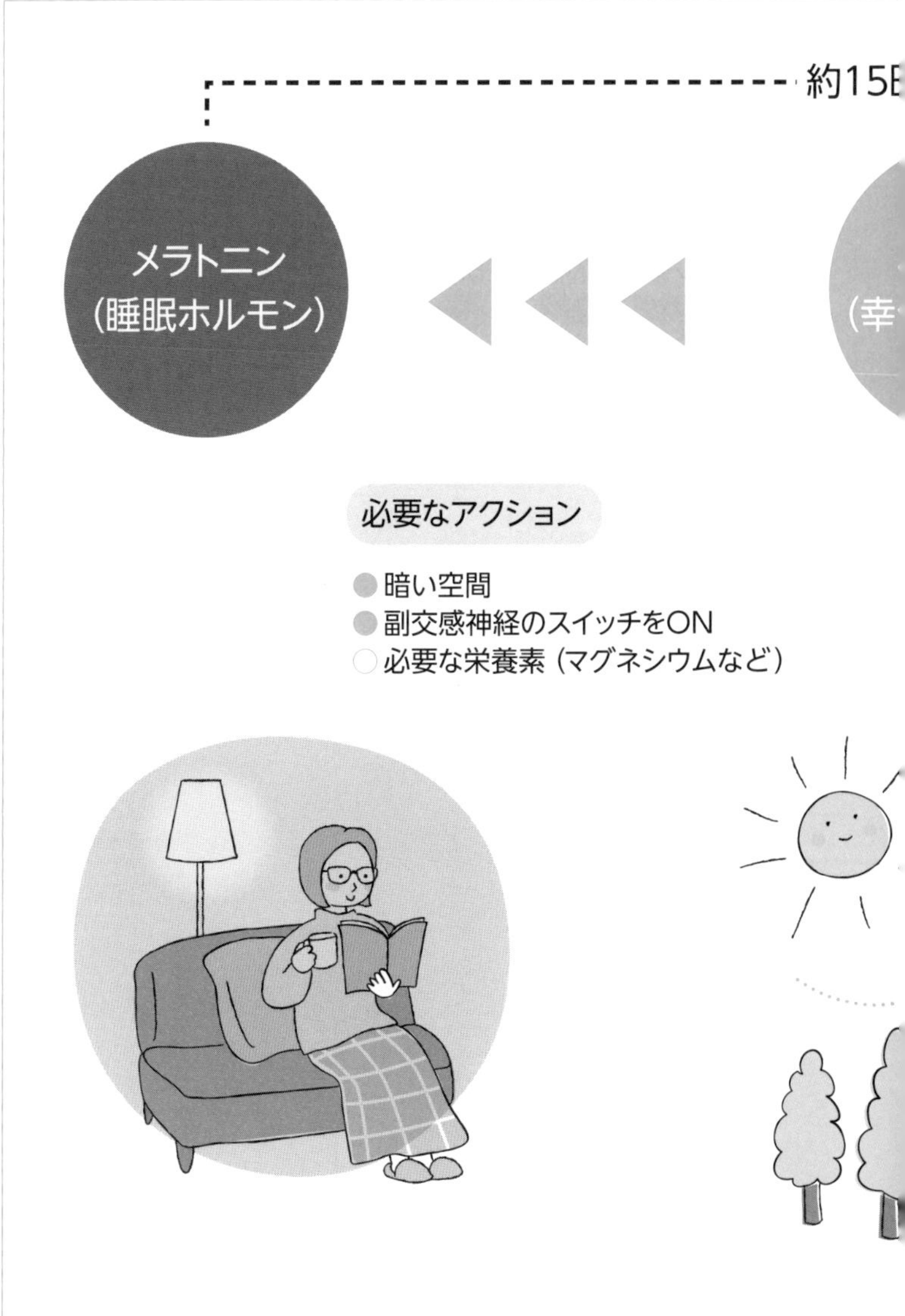
約15
メラトニン
(睡眠ホルモン)
(幸
必要なアクション
暗い空間
副交感神経のスイッチをON
必要な栄養素（マグネシウムなど）

体内時計が苦手科目さんのための基本のスリトレプラン

体内時計をきちんと動かして、夜にメラトニンをしっかり分泌させるための1日のスリトレプランを紹介します。

朝

Action!
日光浴

#スリトレ
朝起きたら歯磨きまたはスマホを見ながら、ベランダで10分日光浴

脳内にある主時計のリズムは24時間より少し長いので、朝起きてすぐに日を浴びることは、**脳内にある「主時計」をゼロに戻してリセットする役割**があります。カーテンを開けたら、できれば窓を開けてベランダなどに出て、歯磨きをしたり、スマホのニュースをチェックしたりしながら、外で日を浴びていただくのがおすすめです。

睡眠ホルモンのメラトニンは、朝起きてもまだ少し出ている状態です。日を浴びることはメラトニンを抑えて眠気を覚ます効果があるのと同時に、**夜にメラトニンを分泌させる効果**もあります。夜のぐっすりは朝の仕込みが大切なのです。

Action!
朝食

#スリトレ
起きてから1時間以内に、たんぱく質＋糖質の朝食を摂る

「起きてから1時間以内に」というのは、**胃腸にアプローチをして体内時計をリセットするため**です。末梢時計のなかでも胃腸は私たちの生体リズムにとって重要で、朝、昼、晩の3食の時間を固定することが体内時計を正常に動かし、質のよい睡眠につながります。

糖質は吸収されたトリプトファンを脳に運ぶ車のような役割を果たすので、たんぱく質と糖質を一緒に摂ることが重要です。糖質を制限するダイエットをしている方は、そのため、睡眠の質が下がりやすい傾向があります。

Action!
リズム運動&日光浴

#スリトレ
午前中に散歩や軽いランニングをする

午前中に15分ぐらいでいいので散歩や、運動の習慣がある方なら軽くランニングをしてください。午前中に外を歩いて日を浴びることが非常に大切で、朝食で摂ったトリプトファンをセロトニンにするためでもあり、歩くという行為自体がセロトニンの分泌を促すとい

われています。気持ちも軽くなりますし、睡眠にもいい効果があります。歩くことは深部体温を上げて脳を覚醒させて、仕事の効率もよくなります。運動を散々しているアスリートの方にも「朝のお散歩をしてね」といつも話をするくらい、とても重要です。

Action!
リズム運動

#スリトレ ガムを噛む

セロトニンを増やすリズム運動には、咀嚼も含まれます。よく噛むことです。そこで、ガムを噛むのもおすすめです。選手にも、梅雨時は室内練習になってしまうと日を浴びることができないので、午前中の車での移動時にガムを噛んでもらうようにしています。

またガムを噛むことは自律神経のバランスが保たれたり、運動野（うんどうや）という運動機能を司っている脳の部位の血流が上がったりというメリットがあるともいわれています。メジャーリーガーがよくガムを噛んでいるのも理にかなっているのです。

昼

私たちの眠気のピークは、実は1日に2回あります。これは体内時計によるもので、1

眠気のピークは1日2回やってくる

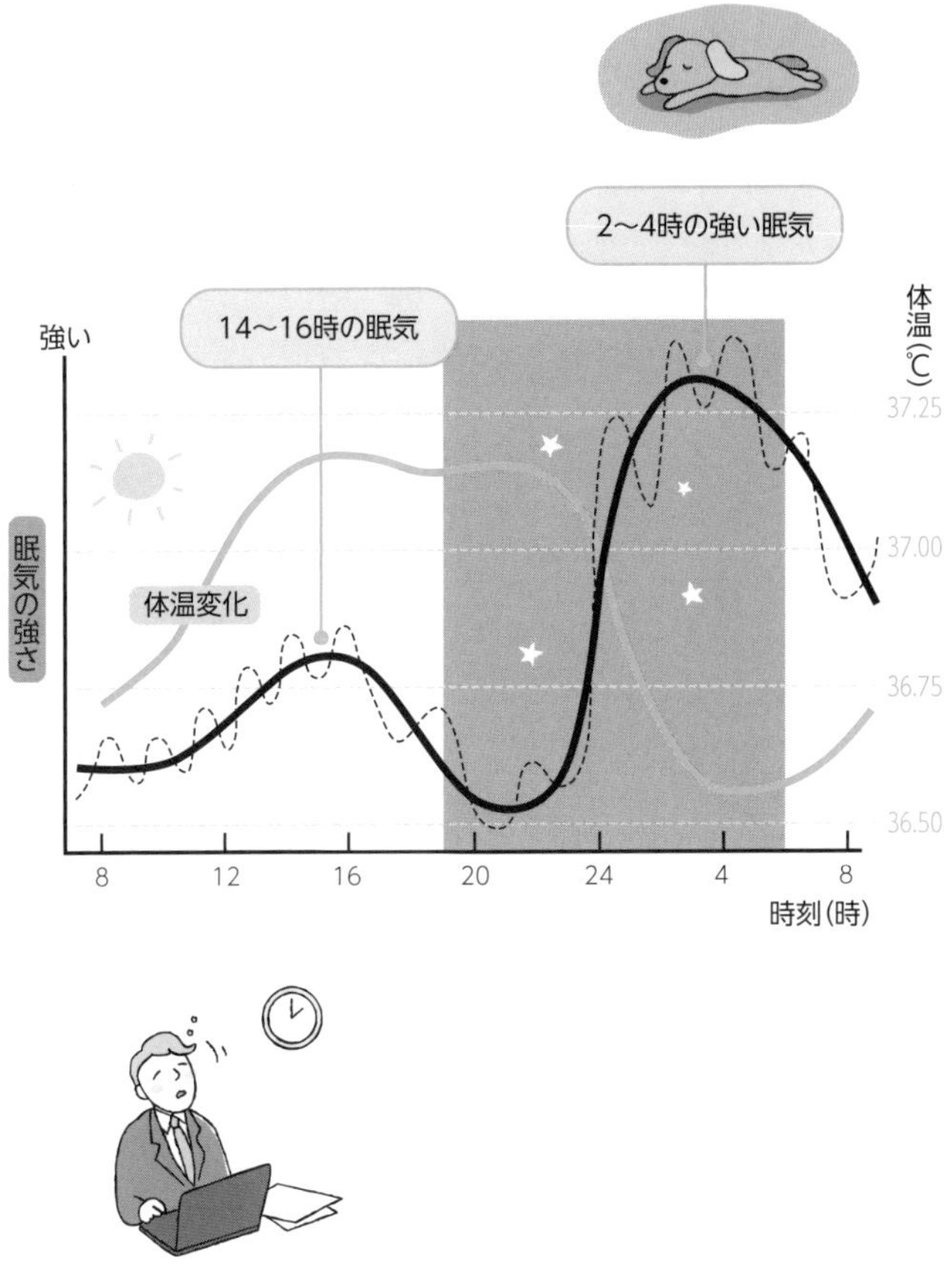

2〜4時の強い眠気
14〜16時の眠気
強い
眠気の強さ
体温変化
体温(℃)
37.25
37.00
36.75
36.50
8
12
16
20
24
4
8
時刻(時)

(Lavie P et al. 1985およびDijk & Edgar, 1999より改変)

回目は深夜から早朝の2～4時頃、2回目は昼過ぎの14～16時頃です。それぞれ居眠り運転の事故率が高い時間帯ともいわれています。

#スリトレ ランチ後は人と話す仕事をして眠気を防止

食べると眠くなるからとランチを抜いてしまうビジネスパーソンは結構多いのですが、ランチの有無にかかわらず、14～16時頃は体内時計によって眠くなります。この時間帯は脳の覚醒のスイッチをもう一度入れ直しましょう。**眠気覚ましとして一番効果的といわれるのは、人と話すこと**です。取引先に電話をしたり、打ち合わせを入れたりして話をすると、その後の仕事効率も上がると思います。

#スリトレ どうしても眠いときは、15～20分だけお昼寝をする

仮眠をとれそうな人は、15～20分だけお昼寝をしてください。短時間でも脳の判断力や集中力を高める効果があるといわれています。

【スリープトレーナー式　パフォーマンスUPのための昼寝の5カ条】

❶お昼寝の門限は15時まで！

体内時計を乱さず、夜に睡眠圧（体の眠りたいという本能）を下げないためです。

❷30分以上お昼寝はしない！

お昼寝の時間は15～20分。30分以上寝ると深いノンレム睡眠に入ってしまい、脳や体が覚醒しにくくなって、起きたときに眠気やだるさが残ります。

❸ベッドではなくソファや自分のデスクで寝る！

夜いつも寝ている場所でお昼寝をすると、脳が夜だと勘違いをしてしまい、副交感神経のスイッチが入りすぎて深い睡眠に入ってしまうといわれています。

❹お昼寝前にホットコーヒーを飲めば寝起きもよい

ホットコーヒーのカフェインは飲んでから30分後に効いてくるので、すんなり起きられます。カフェインの効きは温度によっても異なるといわれており、アイスコーヒーではカフェインが効くのに1時間程度かかるといわれています。

❺ベルトや時計は緩めて、無理のない姿勢でお昼寝を

＼夜／

#スリトレ

夕食は就寝3～4時間前に、消化のよいものを摂る

夕食と就寝時間が近すぎると、食べ物を消化するために臓器が働いているため、交感神経が活発になり、スムーズに寝つけなくなります。本来なら寝る態勢にある時間に無理やり臓器を動かすため、体にも負担がかかります。夕食は、できれば**寝る3～4時間前に食べ終えているのが理想です。**

また食材によっても消化の時間は異なります。たんぱく質や脂質の多いメニューは消化に時間がかかるので、ハム、ソーセージなどの加工食品やステーキなどは避けて、脂肪が少ないマグロの赤身や白身魚、鶏肉などを選ぶとよいでしょう。野菜は食物繊維が少なめのものを。青菜や白菜、大根、にんじんなどがおすすめです。

カレーや辛い鍋などスパイスが利いている食べものは、交感神経を活発にさせ、深部体温を上げるので、夜遅い時間帯の夕食では避けたほうがよいでしょう。

#スリトレ
夕食が遅くなるときは「分食」する

残業などで夕食が遅くなるときは、2回に分けて食べる「分食（ぶんしょく）」がおすすめです。例えば、オフィスでおにぎりを食べて、帰宅したら野菜を少しつまむというようにすると、体内時計や胃腸に負担がかかりにくいといわれています。

Action!
暗い空間

● メラトニンの分泌を阻害しない光対策のスリトレ

#スリトレ
夕食後は、ブルーライトカットメガネをかけよう（↓P73）

#スリトレ
夕食後は、部屋の照明を暗くする（↓P73）

Action!
副交感神経ON

● 副交感神経のスイッチをONにする

副交感神経のスイッチを入れるスリトレ（↓P134）

以上が、体内時計が苦手科目さんのための基本のスリトレプランです。

☑ ⑤週末に寝だめをする

平日忙しく、土日に睡眠不足を補いたい人は多いと思うのですが、週末の寝だめは体内時計を狂わせてしまいます。社会的時差ボケの原因となり、休み明けの出社が憂鬱(ゆううつ)になる**「ブルーマンデー症候群」**の引き金になるともいわれています。一度乱れた体内時計は、元に戻すのに数日かかります。月～水曜の週の前半に仕事のエンジンがなかなか掛からないという方は、ぜひ寝だめの習慣を見直してみてください。

#スリトレ

寝だめをするなら、土曜日にプラス2時間まで!

いつもの起床時間プラス2時間までならば、体内時計の影響が少ないといわれています。そこで、土曜日は平日の起床時間プラス2時間までゆっくり寝て、日曜日は月曜日に影響しないように、平日と同じ時間に起きる。この方法をとると、寝だめしても体内時計がずれにくくなります。

社会的時差ボケをしないためには土日の過ごし方が大切

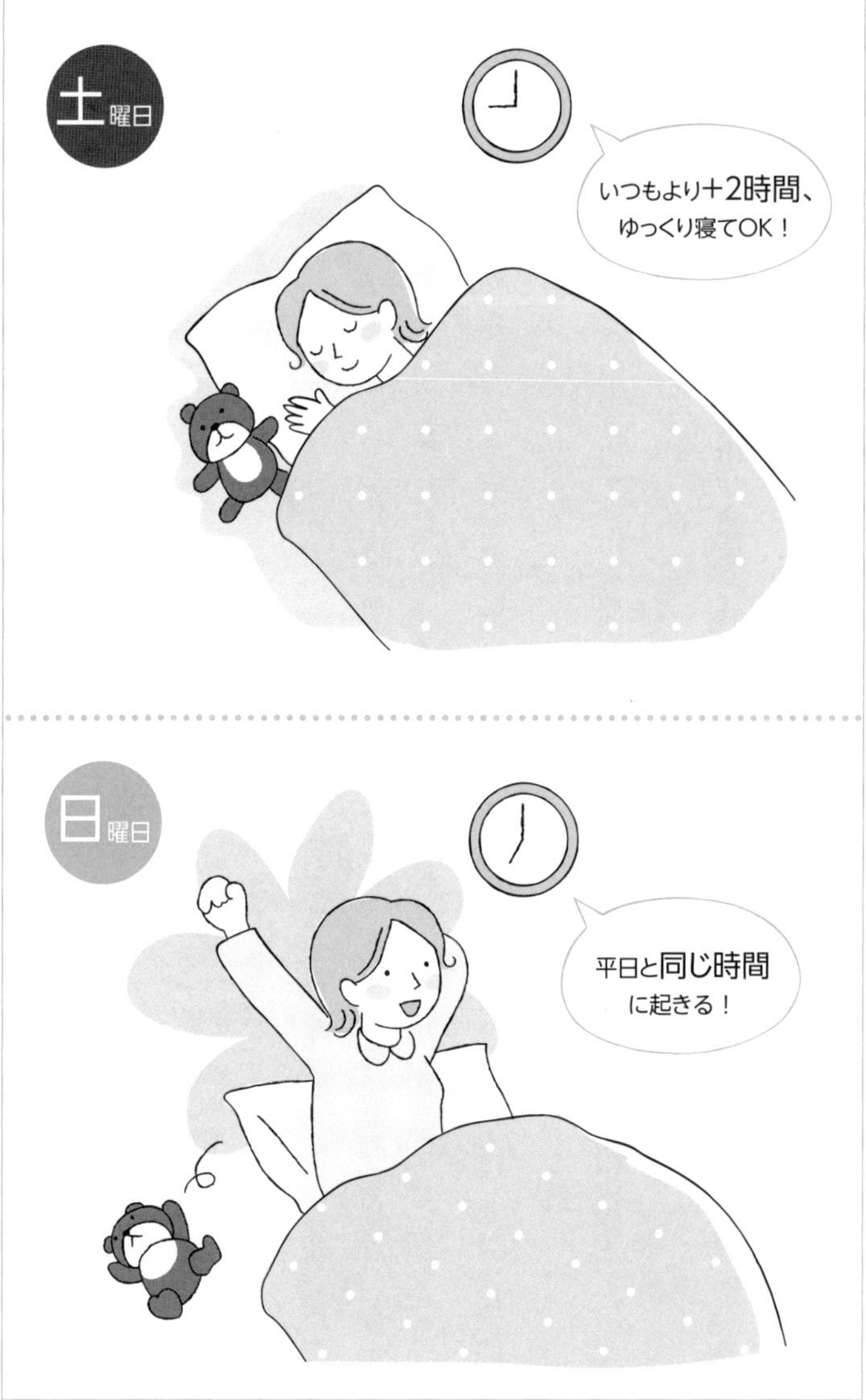

土曜日
いつもより+2時間、
ゆっくり寝てOK！
日曜日
平日と同じ時間
に起きる！

⑥毎日起床時間、就寝時間が違う

毎日起床時間、就寝時間が違うことも社会的時差ボケの原因になります。

つい夜更かしをしてしまって朝起きられないという場合は、まず「どうして夜更かしをしてしまうか」を紙に書き出してみます。そして夜更かしするメリット・デメリットも書き出して、その行動が夜でないといけない理由を考えます（ほとんどのものが夜以外でも可能なはずです）。こうして状況を見える化して分析し、例えば夜に動画を見たいならタイマーをかけるなど、改善するためのアプローチをします。

睡眠のコンサルティングでお話を伺うと、「日中に自分の時間を取れないから、夜に自由時間をリベンジするために夜更かししてしまっている」という人が多い印象です。そうした場合は、朝少し早く出て、出勤前の30分～1時間、カフェで自分時間を作るというのもおすすめです。

またフリーランスで仕事や食事の時間が日によって違う方や、シフト勤務で夜勤がある方など、仕事の都合で毎日起床時間と就寝時間が違う場合は、職種により状況がさまざまなので共通で言うのは難しいのですが、例として2つスリトレをご紹介します。

#スリトレ
3食の時間を固定する

仕事の内容によって起床時間や就寝時間が前後してしまう場合、朝食、昼食、夕食の3食の時間を固定するのが大切です。それによって、胃腸の体内時計を動かします。また脳の「主時計」は起床して光を浴びることによってスタートするので、就寝時間が多少前後したとしても、**起床時間はできるだけ固定**してください。

#スリトレ
朝帰るときはサングラスをかけて光を浴びない

夜勤が終わり、朝から寝ないといけないときには、サングラスをかけて家に帰ってください。目から日の光が入ると、それが視交叉上核に伝わって体内時計が動き出してしまうからです。また光によってメラトニンの分泌も遮られて、眠気が抑えられてしまいます。

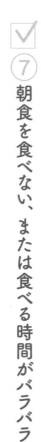

⑦朝食を食べない、または食べる時間がバラバラ

体内時計の主時計は光を浴びることで動き出しますが、末梢時計は食事や運動などでリセットしないと動かず、全身の体内時計の足並みがそろわないことがわかってきています。**朝食を食べないことや食べる時間がバラバラなことは、体内時計を狂わせてしまうことが多い**のです。また朝ご飯を食べないと、セロトニンやメラトニンのもととなるトリプトファンが体内にない状態です。忙しいからと朝食を抜いてしまう人は多いのですが、ぜひ見直してもらえたらと思います。**#スリトレ** **起きてから1時間以内に、たんぱく質＋糖質の朝食を摂る**（↓P103）もご参照ください。

【たんぱく質＋糖質の快眠朝ご飯】

その日の朝、**朝食で何を食べるかが、夜の睡眠を左右します**。忙しい朝でもさっと準備して食べられる快眠朝ご飯をご紹介します。ぜひ、試してみてくださいね。そしてトリプトファンがセロトニンになるためにも大切なのは、よく噛むことです。洋食よりも和食のほうが、噛む回数が多いといわれています。

●少し時間がある朝に

「マグロの漬け丼」

魚の油にはＤＨＡ（ドコサヘキサエン酸）やＥＰＡ（エイコサペンタエン酸）が含まれていて、この油を摂ることによって体内時計が動くという研究結果があります。しかも比較的、即効性が高いといわれ、なかでもマグロの油は一番効果があるとされています。

「ご飯と具だくさんのお味噌汁」

味噌にもトリプトファンが含まれています。冷蔵庫に残っている野菜を入れて、具だくさんに作るのがおすすめです。そこに動物性のたんぱく質と植物性のたんぱく質をバランスよく加えることを意識してみてください。朝は、肩の力を入れて「作るぞ」とすると、

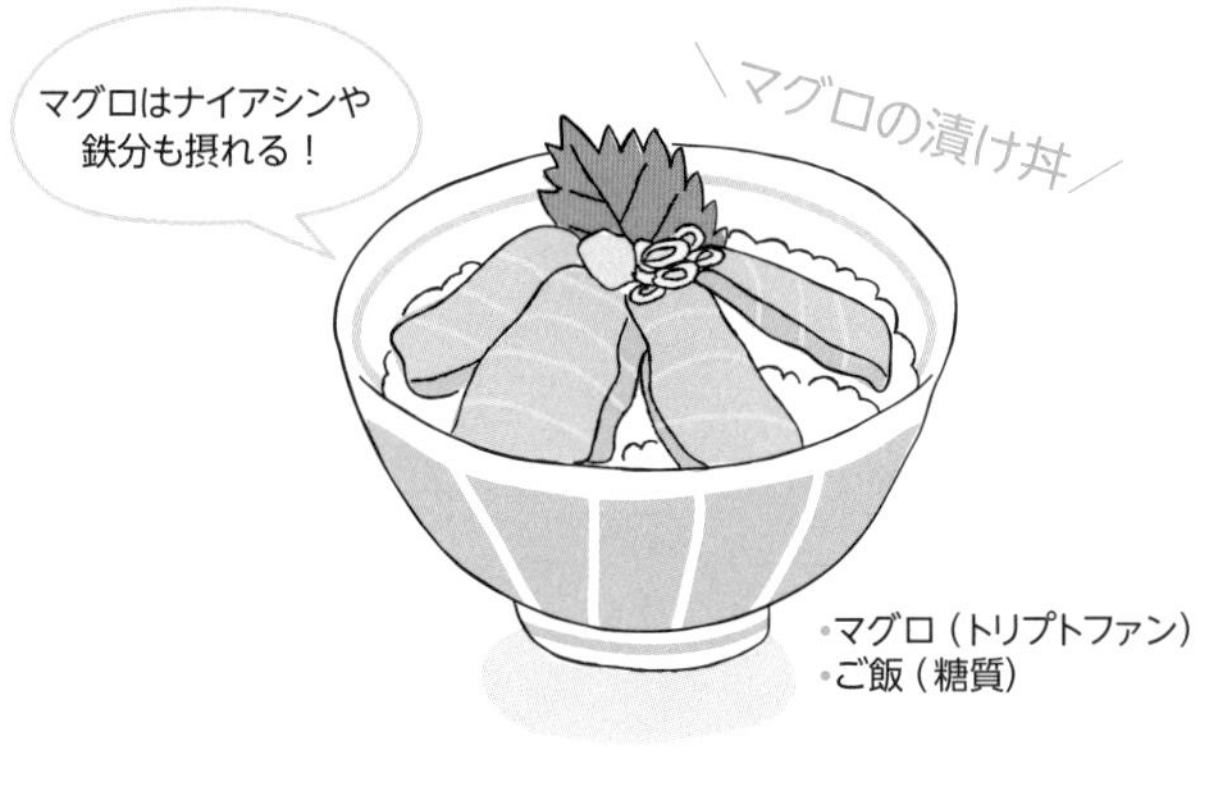
マグロはナイアシンや
鉄分も摂れる！
＼マグロの漬け丼／
•マグロ（トリプトファン）
•ご飯（糖質）

なかなか続かないので、例えば前の晩の残りのワカメと豆腐、野菜のお味噌汁に豚コマ肉を入れたり、卵を入れたりなど、そのときにあるものを活用してもらえたらと思います。そしてご飯を一緒に食べて、ちゃんとセロトニンの材料を脳内に運んで、メラトニンを分泌してぐっすり寝るということにつなげてほしいです。

●時間がない朝に

「ツナのおにぎり」

体内時計を動かすマグロとご飯は、ツナのおにぎりで気軽に摂取できます。ツナ缶はノンオイルよりもオイル漬けのものがおすすめです。

「バナナ」

バナナにはトリプトファンと、セロトニンやメラト

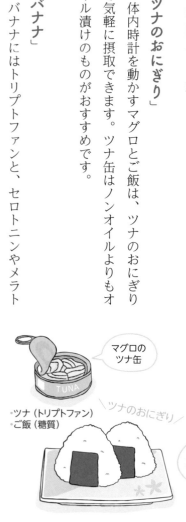

マグロのツナ缶
TUNA
・ツナ（トリプトファン）
・ご飯（糖質）
ツナのおにぎり

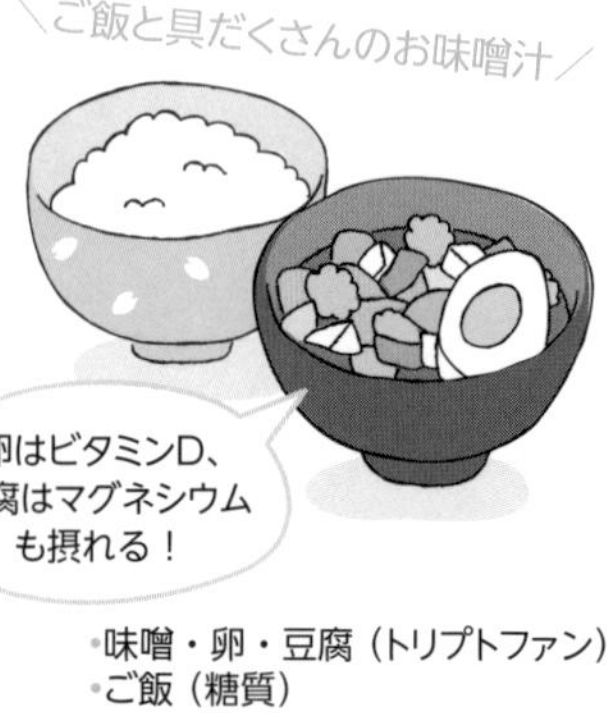
ご飯と具だくさんのお味噌汁
卵はビタミンD、豆腐はマグネシウムも摂れる！
・味噌・卵・豆腐（トリプトファン）
・ご飯（糖質）

ニンにするために必要なビタミンB6、葉酸、マグネシウムなども含まれています。

「グラノーラ」

グラノーラは歯応えがあるため、咀嚼回数が多い！特に「朝ごパン」の方は、咀嚼回数が少なくなりがちなので、おすすめのプラス1品です。セロトニンからメラトニンにするときに必要なビタミンB群も豊富で、牛乳やヨーグルト、豆乳などをかければ、トリプトファンが摂れます。セロトニンの約90％は腸で生成されるともいわれており、腸内環境を整えてくれる食物繊維も豊富で、相乗効果が狙えます。

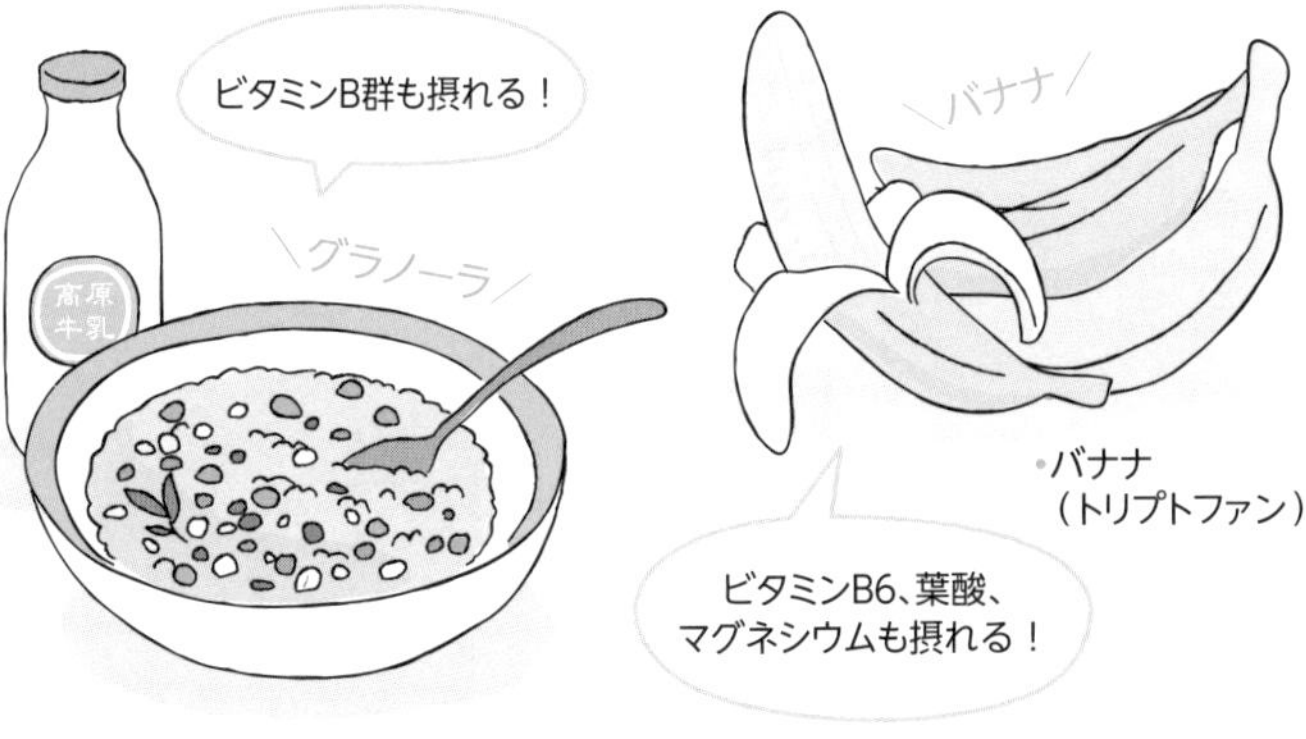
ビタミンB群も摂れる！
＼グラノーラ／
原乳
高原牛乳
＼バナナ／
・バナナ
（トリプトファン）
ビタミンB6、葉酸、
マグネシウムも摂れる！

☑ ⑧ 残業などで遅い時間まで仕事をしている。または明るい照明を浴びている

夜にオフィスの明るい照明、つまりブルーライトを浴びると、睡眠ホルモンのメラトニンの分泌が抑制されてしまいます。すると脳が昼間だと勘違いしてしまい、体内時計に強力な影響力を及ぼして、交感神経のスイッチがONになってしまいます。仕事を終えて帰っても、体は疲れているのになかなか寝つけなかったり、夜中に目覚めてしまったり、トイレに起きてしまったりする原因にもなります。残業などで遅くなるときはブルーライトカットメガネをかけて仕事をして、明るい電車内もかけたまま帰ると、睡眠の質を高めやすくなります。

#スリトレ 夕食後は、ブルーライトカットメガネをかけよう (↓P73)

#スリトレ 1日の終わりのエンディングテーマ曲を聴く

もしかしたら、「えっ?」と思った人も多いかと思うのですが、ドラマやアニメには、オープニングとエンディングのテーマ曲がありますよね。エンディングテーマには、その曲が

流れ始めると「あ、もうドラマが終わるな」「予告が始まるな」と思うようなイメージがついていると思います。同じように、1日の終わりの曲を決めて、毎日聴いて、その曲を聴いたら「もう1日が終わりだ、寝る時間だ」と**脳のスイッチを切り替える**ために使います。

このスリトレには、ポイントがふたつあります。ひとつは、これにするぞと曲を選んだら、いい日も、悪い日も、すんなり寝られる日も、必ずこの曲を聴いてから寝るのを習慣化することです。毎日のナイトルーティンとして聴いて、「この曲が流れたら寝る時間だ」と脳に認識させることが大切です。

もうひとつのポイントは、習慣化するタイミングです。眠れない夜から聴いてしまうと〝眠れない夜のテーマソング〟のようになってしまうので、普通に眠れる日や、自分の状態がいい日から習慣づけるのがいいと思います。

曲は、クラシックでも、洋楽でも、Jポップでも、穏やかな曲調であれば何でもいいですし、歌詞は、穏やかな気持ちになるものや、1日頑張った自分を労れるようなものを選ぶといいと思います。

☑ ⑨デパート勤務などで屋内にいる時間が長い

私もインテリア会社に勤務していたのでわかるのですが、デパートなどの商業施設は、お客さまに対応するために休憩中も外出禁止の職場が多いですよね。屋内にいる時間が長いと、体内時計は狂いやすくなります。仕事柄、日中外に出られない方は、**朝の通勤時間に、できるだけ日を浴びることが大切**です。

#スリトレ
地下鉄の出口をひとつ手前に！　通勤はできるだけ外を歩く

朝の通勤時、いつもよりひとつ手前の地下鉄の出口を出て、できるだけ外を歩きましょう。わざわざウォーキングの時間をとらなくても通勤のついでにできるのでおすすめです。曇りや雨の日でも太陽光は届いていて、雨の屋外は約５０００ルクスの光があります（セロトニンの分泌には２５００ルクス以上の明るさが必要で、屋内は５００ルクスしかありません）。特に**日照時間が短くなる秋冬や梅雨時にやってほしいスリトレ**です。また男性に比べて女性はセロトニンの分泌が苦手といわれているので、より意識していただけたらと思います（男性は女性の1.5倍セロトニンの分泌能力が高いという研究結果があります）。

スリトレグッズ④　ビニール傘

雨の日にどうせ傘を差して歩くなら、ついでに効率よくセロトニンを生成しよう！　というスリトレグッズです。

色付きの普通の傘よりも透明のビニール傘のほうが自然光を浴びることができて、セロトニンの分泌はしやすくなります。最近はシンプルな透明のものばかりではなく、かわいいデザインのビニール傘もいろいろあります。

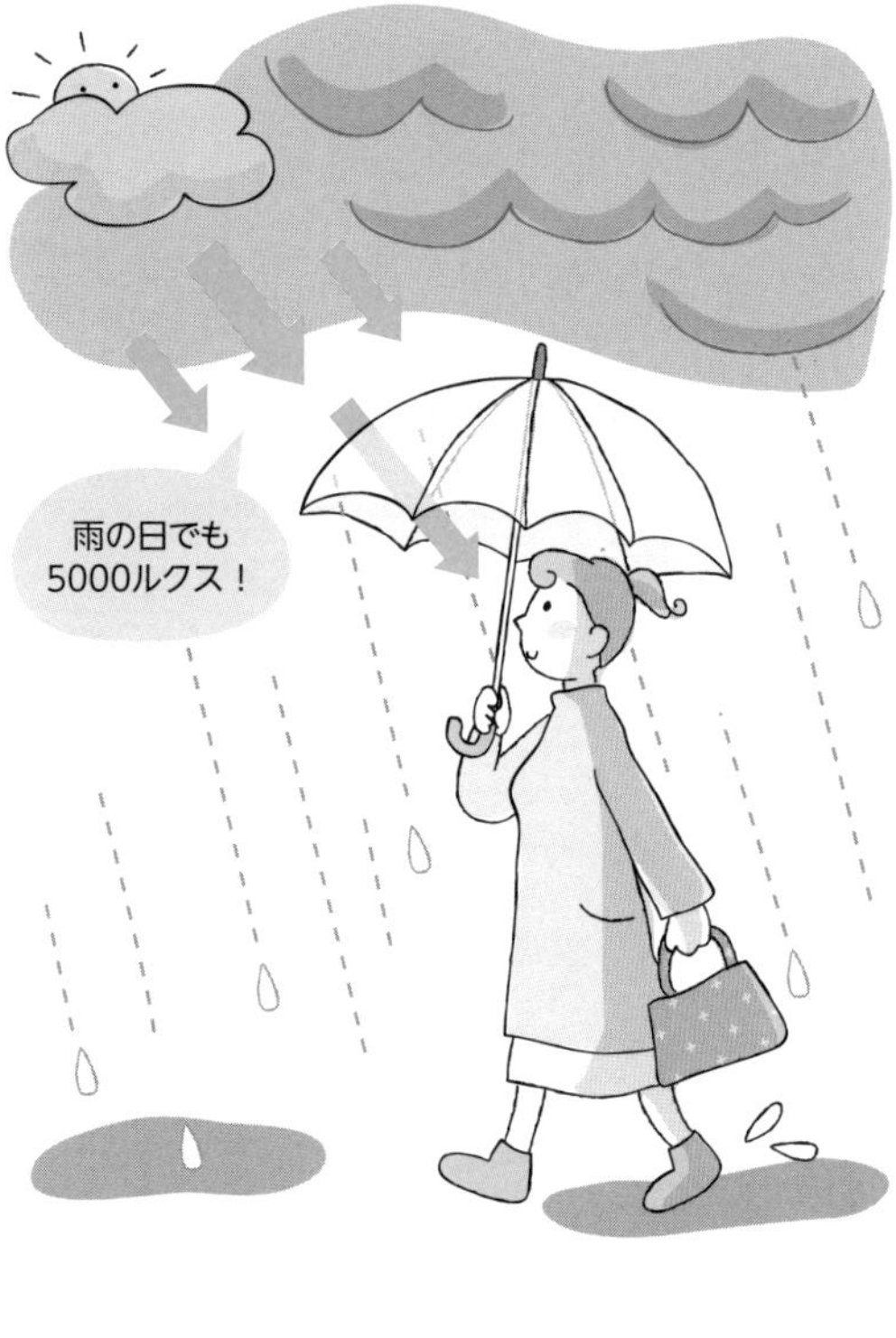
雨の日でも
5000ルクス！

第4章

「自律神経が苦手科目さん」のスリトレ

☑ ⑩肩こりや首のこりが気になる

☑ ⑪プレッシャーやストレスを感じやすい、または多く感じる仕事をしている

☑ ⑫気圧の変化が大きいときや台風の日は、頭痛がするなど体調を崩しやすい

☑ ⑬飛行機や新幹線に乗ったときに耳がキーンとして疲れる

☑ ⑭せっかち、短気

自律神経とは？

自律神経は、**交感神経**と**副交感神経**という2つの神経から成り立っています。

日中の活動モードのときは交感神経のスイッチがＯＮ（優位になっている）になり、血管が収縮して心拍数が上がり、血圧が高くなります。筋肉への血流量が増し、体が活動しやすい状態を作り出します。一方、夜のリラックスモードのときは副交感神経のスイッチがＯＮになり、血管が拡張して心拍数が低下し、血圧が下がります。消化器への血流量が増し、深部体温が下がって、体を休めやすい状態になります。

自律神経が苦手科目さんとは？

どちらのスイッチも、それぞれのタイミングでちゃんと入れてあげることが重要なのですが、現代人は忙しくてストレスも多く、刺激が多いので、**交感神経のスイッチが常にONになっている**人が多いのです。この日中の交感神経から夜の副交感神経への切り替えがうまくいかなくて、寝つきが悪い、寝起きが悪い、夜中に目覚めてしまう、というような状況に陥りやすいのが「自律神経が苦手科目さん」です。

夜に交感神経のスイッチを入れてはいけない！

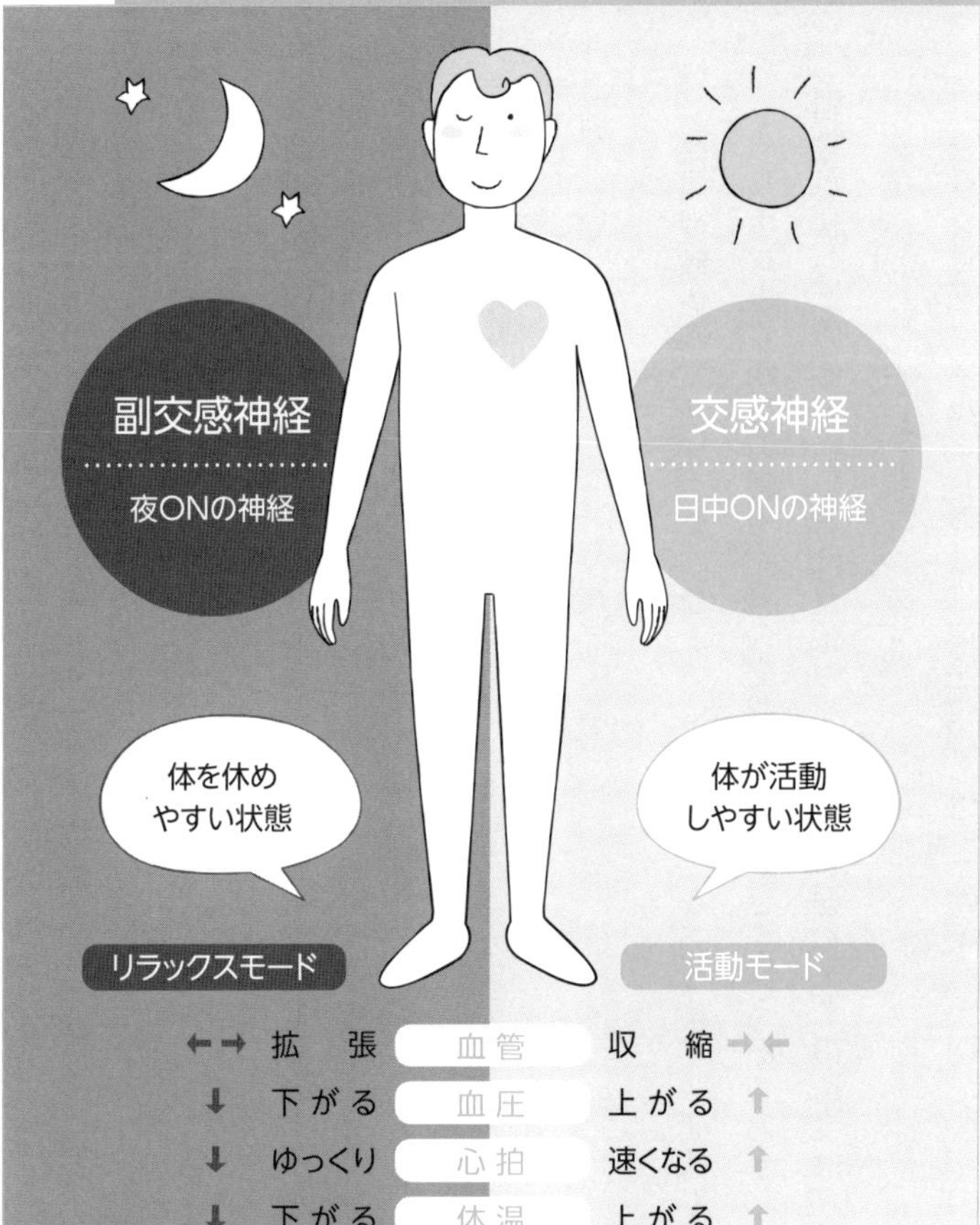

副交感神経
夜ONの神経
交感神経
日中ONの神経
体を休めやすい状態
体が活動しやすい状態

リラックスモード		活動モード
←→ 拡張	血管	収縮 →←
↓ 下がる	血圧	上がる ↑
↓ ゆっくり	心拍	速くなる ↑
↓ 下がる	体温	上がる ↑
↓ ゆっくり	呼吸	速くなる ↑

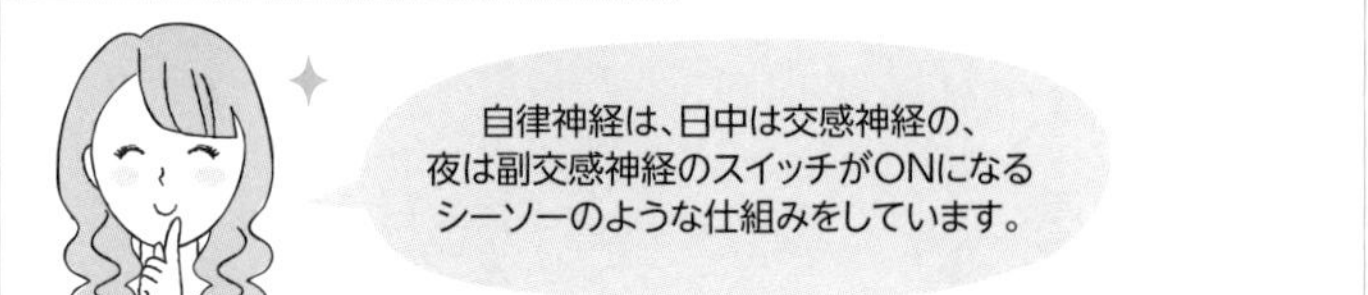

自律神経は、日中は交感神経の、夜は副交感神経のスイッチがONになるシーソーのような仕組みをしています。

副交感神経はどこにある？

「自律神経が苦手科目さん」には、夜にリラックスの副交感神経のスイッチをちゃんと入れてあげるためのスリトレをおすすめしています。自律神経は体中に張り巡らされていますが、副交感神経が集まっている要の場所は体の中にいくつかあって、ひとつが目の周辺、もうひとつが耳、それからいつも選手に「**自律神経のスクランブル交差点**」と伝えている首から背骨の部分です。なかでも首の付け根の頸椎（けいつい）の部分と、腰の仙骨（せんこつ）の部分には、副交感神経が集中しているといわれています。

香りでスイッチを切り替える

自律神経へのアプローチのひとつに「香り」があります。研究から、ラベンダーに含まれるリナロールが、腎臓や副腎の交感神経の働きを抑えることがわかっています。嗅覚の刺激が脳へ伝わるスピードは五感のなかで最も速く、その速度は0.2秒以下（ちなみに痛みの速度は0.9秒）といわれています。

香りを睡眠に生かすときは、精油成分による効果も大切ですが、注意したいのは香りの

副交感神経が集まる要の場所

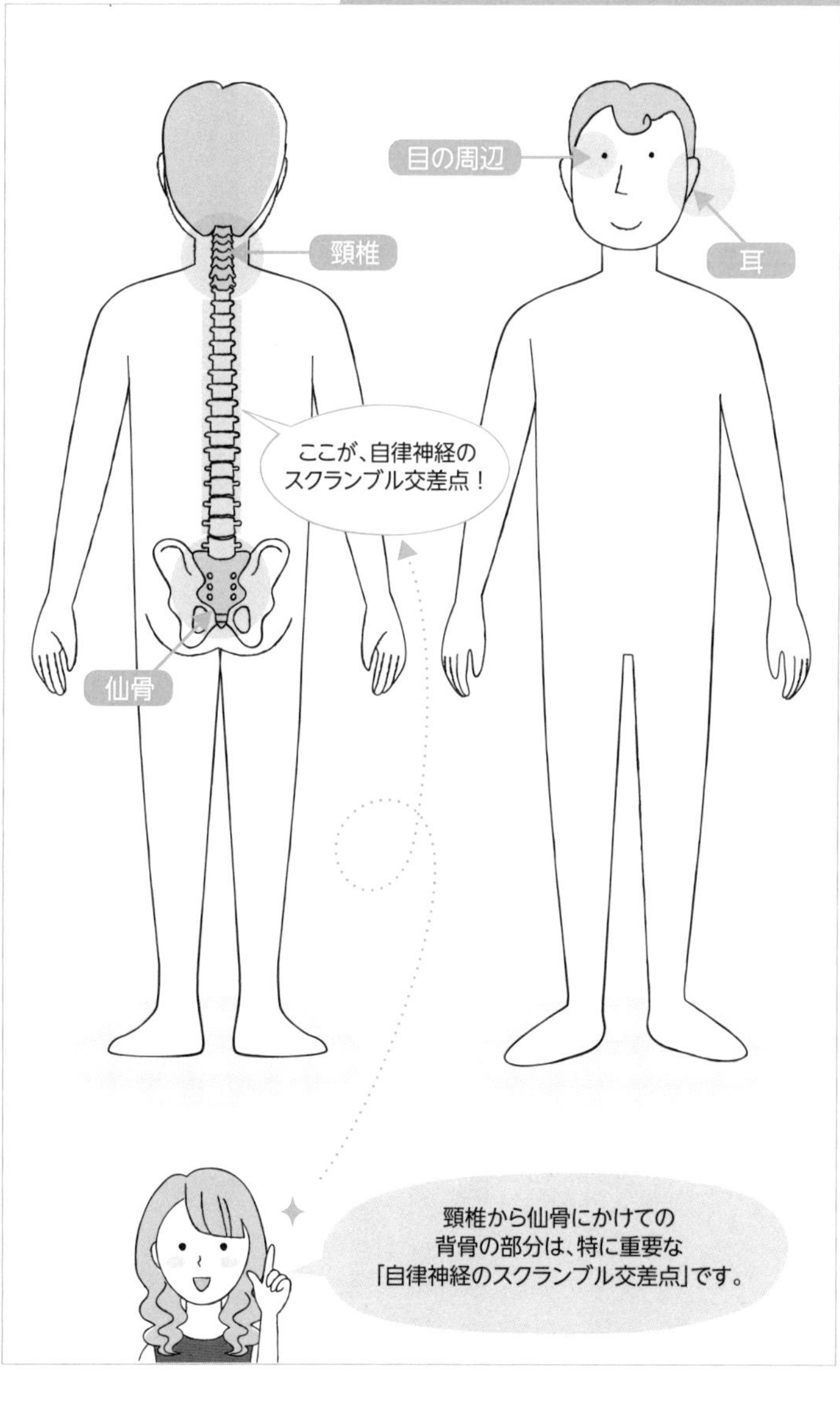
目の周辺
頸椎
耳
ここが、自律神経の
スクランブル交差点！
仙骨
頸椎から仙骨にかけての
背骨の部分は、特に重要な
「自律神経のスクランブル交差点」です。

好き嫌いや慣れです。成分的にはよくても、嫌いな香りを嗅いだ場合は心拍数が上がり、脳波も興奮状態になってしまったという研究結果もあります。自分の好きな香りを使うのがベストです。

#スリトレ

「寝るための香り」を習慣化する

毎晩、寝る前に決まった香りを嗅ぎます。そしてこの「寝るための香り」で昼と夜を区別して、脳の睡眠スイッチをONにするというスリトレです。ポイントは、日中は絶対に嗅がないで、**就寝前専用の香りにする**こと。「寝るための香り」は、精油を使うのもよいですが、香り付きのハンドクリームやスティック型のアロマ、ピローミストならもっと気軽に取り入れられます。寝る直前まで仕事をしている忙しい方にも、この「睡眠スイッチ」、おすすめですよ。

スリトレグッズ⑤ 就寝前専用のハンドクリーム

このハンドクリームはなんと夜専用で、「グーテナハト」とはドイツ語で「おやすみ」

の意味です。ホップとバレリアンのやすまるハーブの香りになっています。

【使い方】

❶電気を消してベッドに入ったら、ハンドクリームを手全体によく馴染ませる。

❷ハンドクリームが温まって、香りがふわ～っとしてきたら、そのまま横になって手を顔の前にもってきて、3秒息を吸う↓2秒息を止める↓5秒かけて息を吐く

※この呼吸法を5～6セット繰り返す。

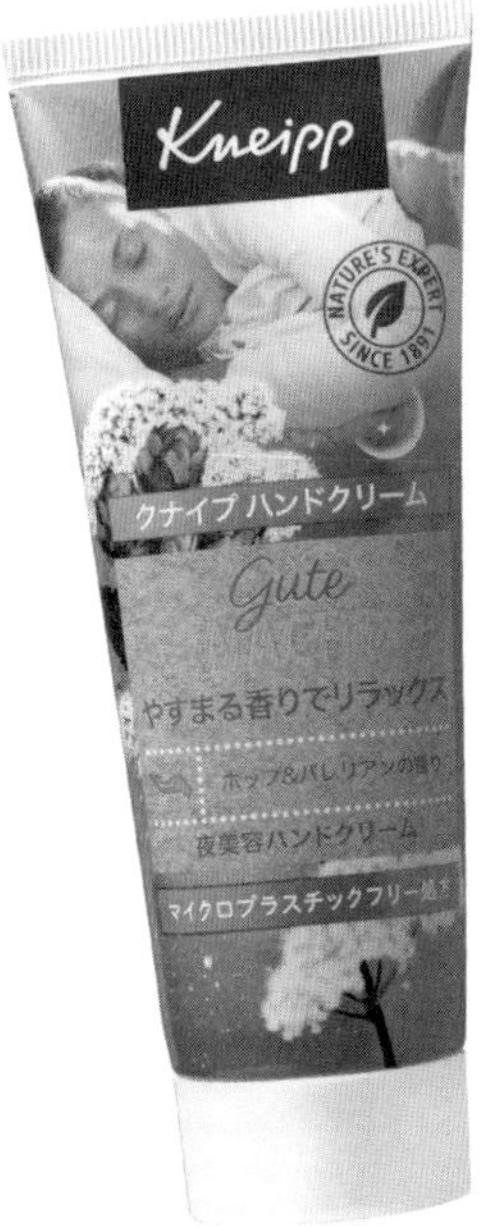
Kneipp
NATURE'S EXPERT SINCE 1891
クナイプ ハンドクリーム
Gute
やすまる香りでリラックス
ホップ&バレリアンの香り
夜美容ハンドクリーム
マイクロプラスチックフリー

「クナイプ グーテナハト ハンドクリーム ホップ＆バレリアンの香り」（クナイプ）

息を長く吐くことが
副交感神経のスイッチを
ONにして、
体を入眠しやすい態勢に整えます。

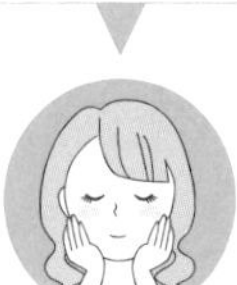

スリトレグッズ⑥ スティック型のアロマ

有機ラベンダーや国産ヒノキなどの精油を使用したスティック型のアロマです。スティック型のアロマは、ディフューザーで空気中に拡散されるより3倍効果があるという話もありますし、何より蓋を開けて嗅ぐだけだから、面倒臭がり屋さんにもおすすめ。鼻に近づけて使うので自分にしか香らないし、リップクリームと同じサイズ感で遠征時もかさばらず、液漏れもしにくいです。実際に、陸上やアーチェリーのドイツ国際大会代表チームでは、このようなスティック型のアロマが導入されています。

【使い方】

ベッドに入ってから、蓋を開けてくんくんして寝るだけでOKです！

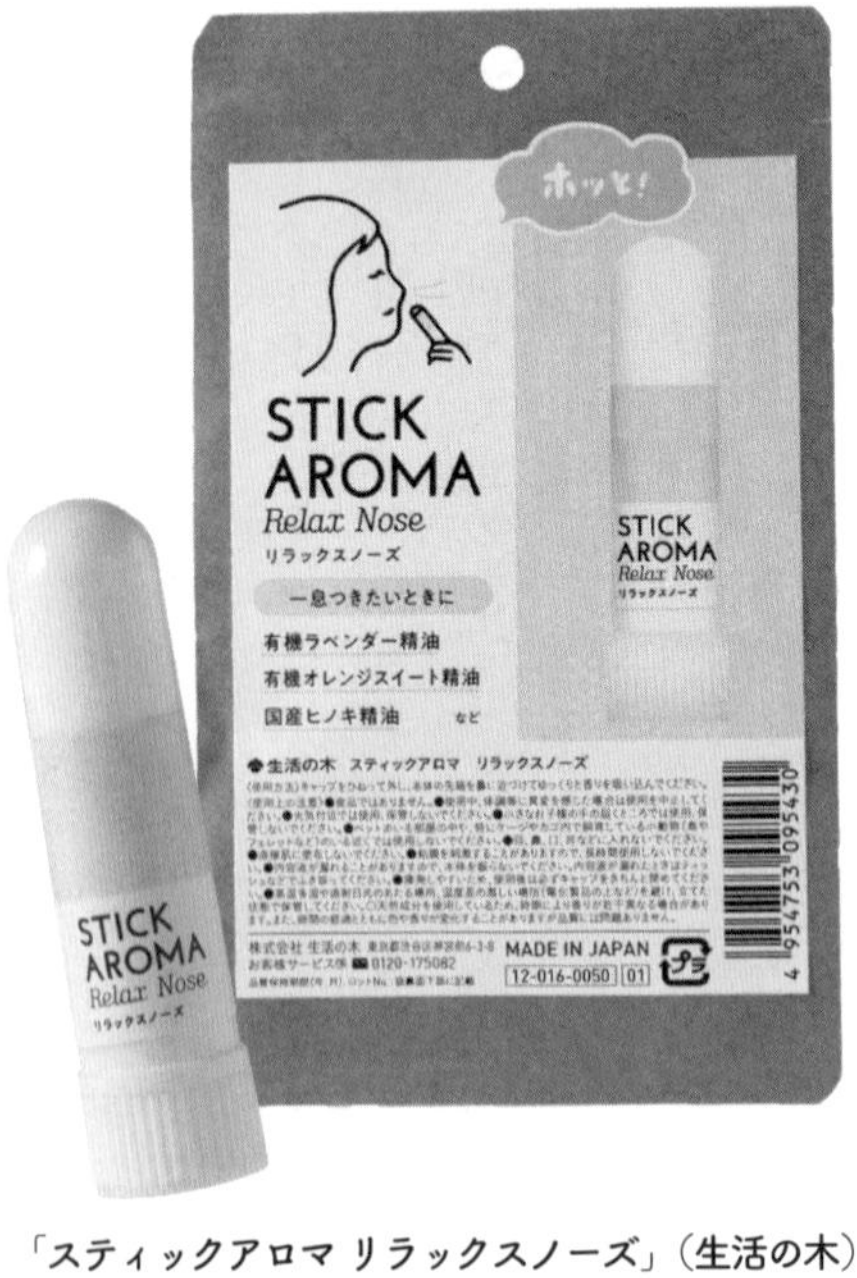
ホッと!
STICK AROMA
Relax Nose
リラックスノーズ
一息つきたいときに
有機ラベンダー精油
有機オレンジスイート精油
国産ヒノキ精油 など
生活の木 スティックアロマ リラックスノーズ
MADE IN JAPAN
12-016-0050 01

「スティックアロマ リラックスノーズ」（生活の木）

香りで睡眠スイッチをONにする

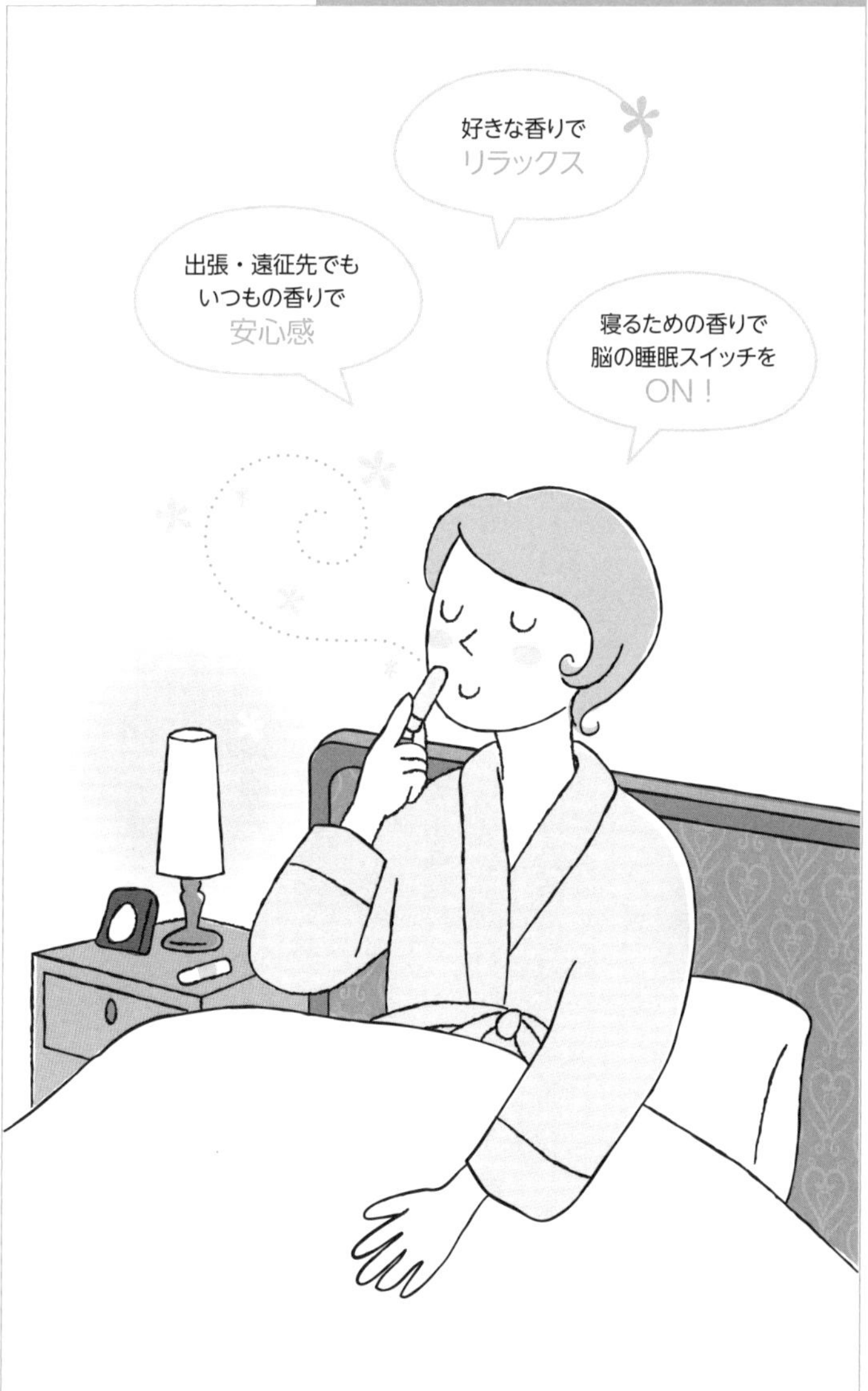
好きな香りで
リラックス
出張・遠征先でも
いつもの香りで
安心感
寝るための香りで
脳の睡眠スイッチを
ON！

⑩ 肩こりや首のこりが気になる

デスクワークが多く、ずっと同じ姿勢で座ったままでいると、筋肉が緊張して硬くなります。またストレスによって緊張状態が続くと、交感神経が過剰に働いて筋肉が硬直します。すると、肩こりや首のこり、腰痛、頭皮が硬くなるという症状が出ます。

背骨の周りには自律神経が集中しているので、背中がこっているなとか、首のこりがひどいなというときは「交感神経が過剰に反応しているな」というように、**首や背中の状態は自分の自律神経のバランスを測るものさし**になります。これらがこっていると、自律神経の働き自体も悪くなり、睡眠の質が落ちやすくなるといわれています。筋肉のこりをほぐすと副交感神経のスイッチがＯＮになって、眠るためのスイッチを入れることができます。

⑪ プレッシャーやストレスを感じやすい、または多く感じる仕事をしている

大事なプレゼンの前日など、神経がピリピリして寝つきが悪いときはありませんか？

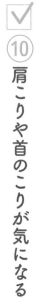

寝る直前までずっと仕事のことを考えていると、交感神経が働いて寝つきが悪くなってしまいます。

⑩（肩こりや首のこりが気になる）や⑪（プレッシャーやストレスを感じやすい、または多く感じる仕事をしている）の人は、仕事中ずっと同じ姿勢でいないことを意識してみてください。そして就寝前に副交感神経のスイッチを入れるスリトレをおすすめします。

#スリトレ

仕事中は1時間に1回、立ち上がってストレッチをする

仕事中は忙しさやストレスなどから緊張状態にあるので、交感神経がオーバーワークになりがちです。交感神経が日中ずっと高ぶった状態にあると、夜になっても副交感神経のスイッチがなかなか入りません。飛行機が着陸するとき、いきなり急降下するのではなく徐々に高度を下げていくように、交感神経も少しずつ下げていくことが大切です。

1時間に1回は、お手洗いに行ったり、意識的に立ち上がってストレッチをしたり、伸びをしてみたりと、筋肉を少し動かしてください。ずっと同じ姿勢でいないように意識して過ごしたほうが、夜になったときに副交感神経のスイッチが入りやすくなります。

＼お風呂で／

#スリトレ

頭皮のこりをほぐそう！①

お風呂で使えるシャンプーブラシで、シャンプーしがてら頭皮や首をマッサージしてほぐしましょう。

頭部の筋肉は首にもつながっているので、頭皮をほぐすことで副交感神経のスイッチが入りやすくなります。

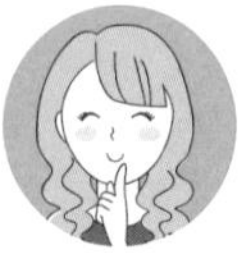

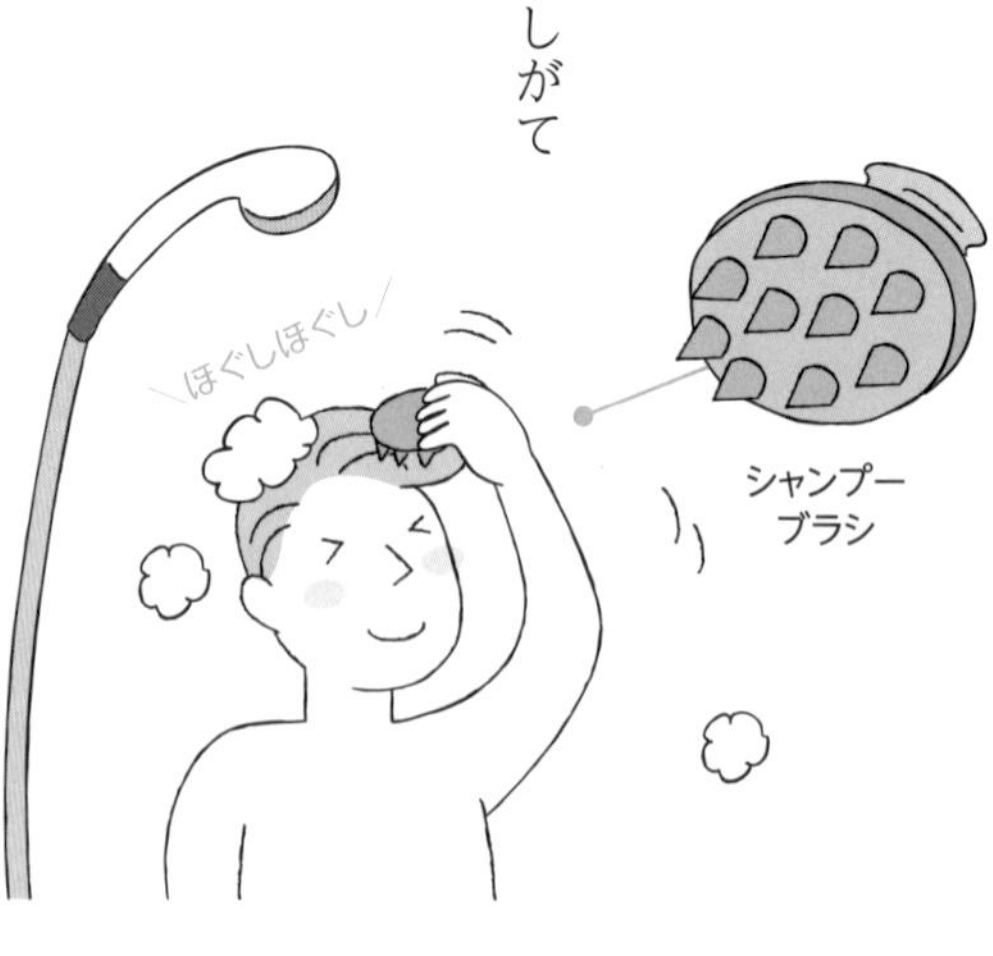
＼ほぐしほぐし／
シャンプーブラシ

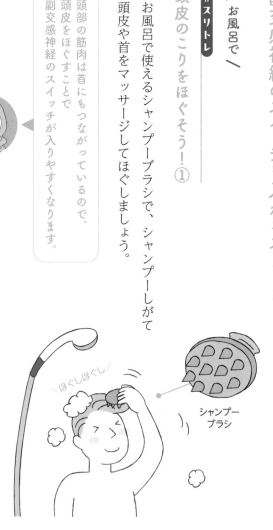

＼寝る前に／

#スリトレ 就寝30分前に首の後ろを温める！

首から背骨の「自律神経のスクランブル交差点」の筋肉がこると、血管が圧迫されて血流が悪くなるうえに、副交感神経の働きが悪くなります。就寝30分前に蒸しタオルや市販のグッズを使って首の後ろを温めましょう。

#スリトレ 目を温める！

目には動眼（どうがん）神経と呼ばれる副交感神経を含んだ神経があります。蒸しタオルや市販の目元を温めるアイマスクで目を温めて、副交感神経のスイッチを入れます。

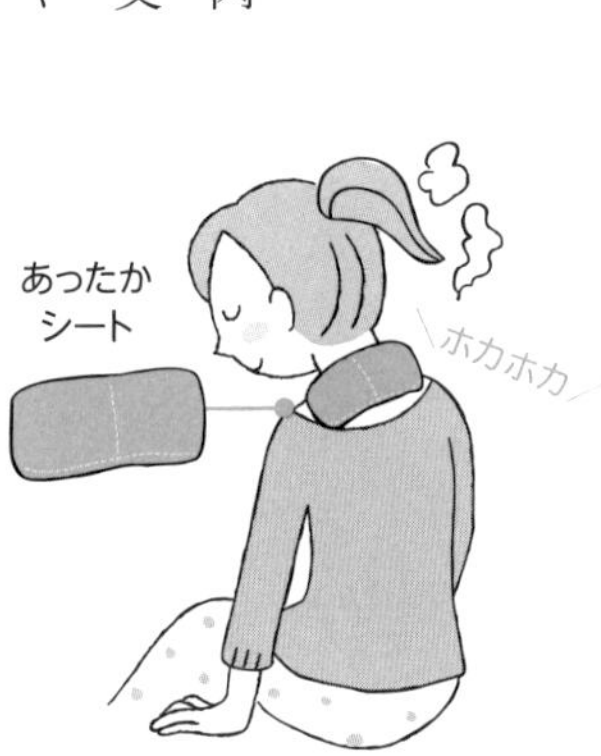
あったかシート
ホカホカ

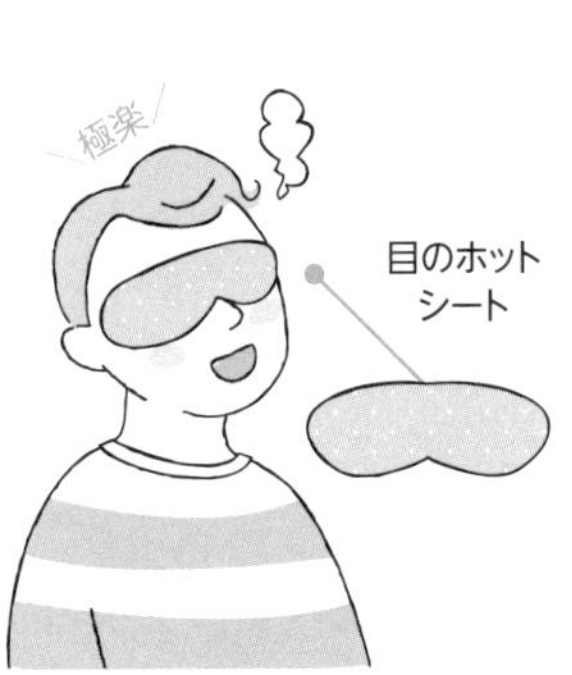
極楽
目のホットシート

＼寝る前に／

#スリトレ

寝る前に背中の筋肉のこりをほぐす

百円ショップでも売っているイガイガのついたマッサージボールや、筋膜リリースに使われるフォームローラー、ストレッチポールなどを使って、寝る前に背中の筋肉のこりをほぐします。

#スリトレ

頭皮のこりをほぐそう！②

寝る前に5分くらい、頭皮マッサージができるヘアブラシを使って、耳周り、頭のてっぺん、後頭部、首筋の順番で、頭皮に当ててくるくると円を描くようにマッサージします。

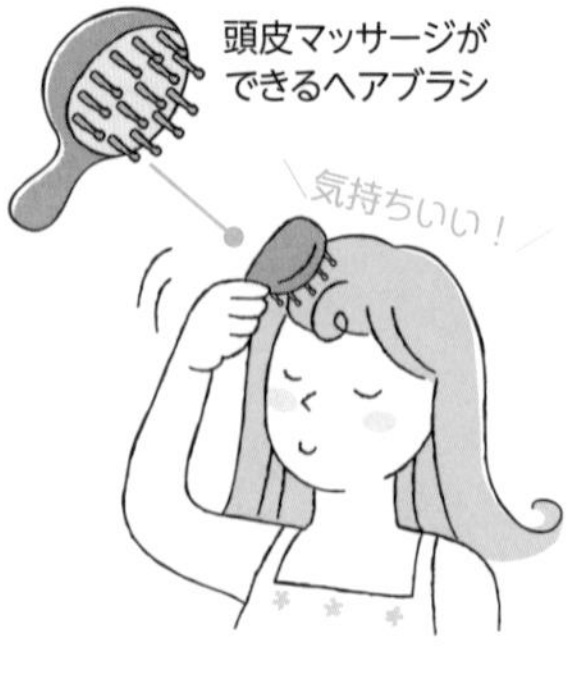
頭皮マッサージができるヘアブラシ
気持ちいい！

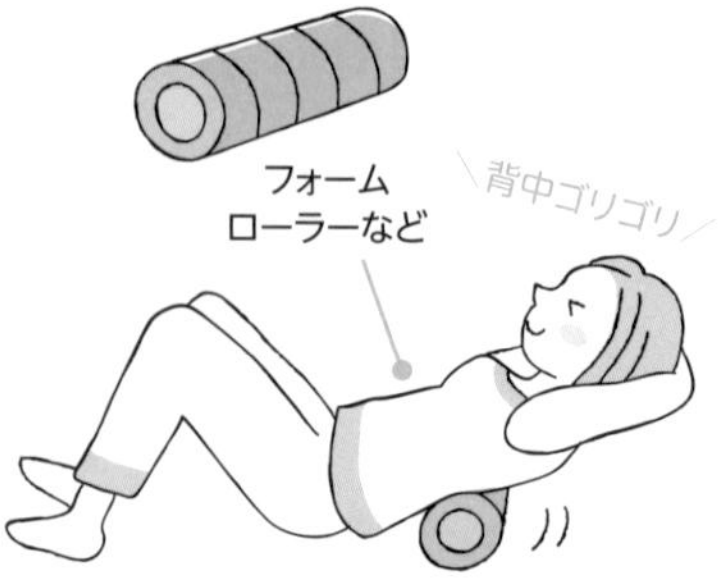
フォームローラーなど
背中ゴリゴリ

#スリトレ

ベッドの中でぐるぐる耳マッサージ

絵描き歌の「たてたてよこよこまるかいてちょん」をイメージしながら行う耳のマッサージです。だんだんと耳がポカポカ温かくなってくれば血流がよくなった証拠。とても簡単ですが、長期サポート選手にもお伝えしているスリトレです。

【ぐるぐる耳マッサージ】

❶耳を上中下に分けて考える。
❷耳の上から順に縦に２回、横に２回引っ張り、最後に大きく円を描くように優しく回す。
❸真ん中、下の部分も同じように行う。
※❶〜❸を耳が温かくなるまで数回繰り返す。

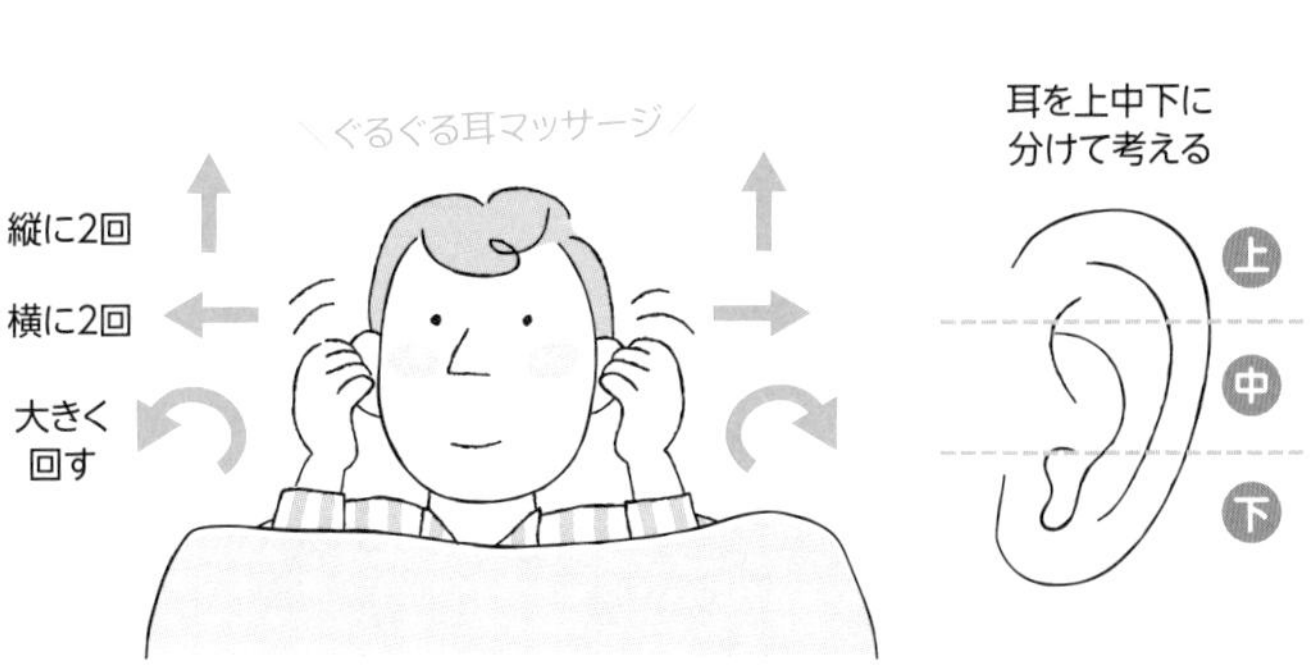
ぐるぐる耳マッサージ
縦に2回
横に2回
大きく回す
耳を上中下に分けて考える
上
中
下

⑫ 気圧の変化が大きいときや台風の日は、頭痛がするなど体調を崩しやすい

自律神経が苦手科目さんは、気圧の変化や低気圧に弱い方が多く、頭痛がしたり、肩や首がこったり、だるさを感じたりする人がたくさんいます。特に台風の日は、気圧も不安定で自律神経も乱れ、体調も睡眠も乱れがちです。

●肩や首などのこりを感じるとき

肩こりや首こり、頭皮が硬くなると感じる人は、交感神経がオーバーワークになっているかもしれません。そんなときは、寝る前にマッサージボールやストレッチポールなどで背中の筋肉のこりをほぐしたり、お風呂やベッドで頭皮マッサージをしたりなど、**副交感神経のスイッチを入れるスリトレ**（↓P134）がおすすめです。

●だるさを感じるとき

1日中だるいと感じる人は、昼間なのに副交感神経のスイッチがONになっていること

が考えられます。休みの日にだらだら過ごした日は、のんびりしたはずなのに、何だか疲れていることはありませんか？　それは副交感神経のスイッチがずっとONになり続けて、体にブレーキがかかったままの状態だからです。何となくだるいからといって、だらだらと過ごさないのも大切です。

交感神経のスイッチを入れるスリトレ

頭痛や体調不良で動けないという場合以外は、午前中に美容院や人に会うなど出かける用事を入れたり、散歩や軽いランニングをしたり（#スリトレ **午前中に散歩や軽いランニングをする**↓P103）、荒天なら家で軽い筋トレをしてみたりなど、午前中に交感神経のスイッチを入れる行動を意識的にとるのがおすすめです。

⑬ 飛行機や新幹線に乗ったときに耳がキーンとして疲れる

飛行機や新幹線に乗っているだけで疲れを感じるのは、気圧の変化で自律神経が疲弊するからだといわれています。「飛行機より新幹線のほうが疲れる」という選手が多いのですが、これは気圧の変化が飛行機は離着陸のときだけなのに比べて、新幹線はトンネルに入ったり、新幹線同士がすれ違ったりするたびに起こるからです。選手にはいつも、「移動のときから、その日の睡眠は始まっている」と話をして、座るべき席も伝えています。

#スリトレ
新幹線は通路側の席に座る

新幹線は、窓際の席が気圧の変化が特に激しいといわれているので、選手にはできるだけ通路側の席に座ることをすすめています。新幹線同士がすれ違うときに窓際に座っていると、おそらく耳がビュンとなる感じがあると思うのですが、通路側だとそれがありませんし、揺れも全然違います。例えば東海道新幹線なら、3列並んでいるA、B、Cの席の

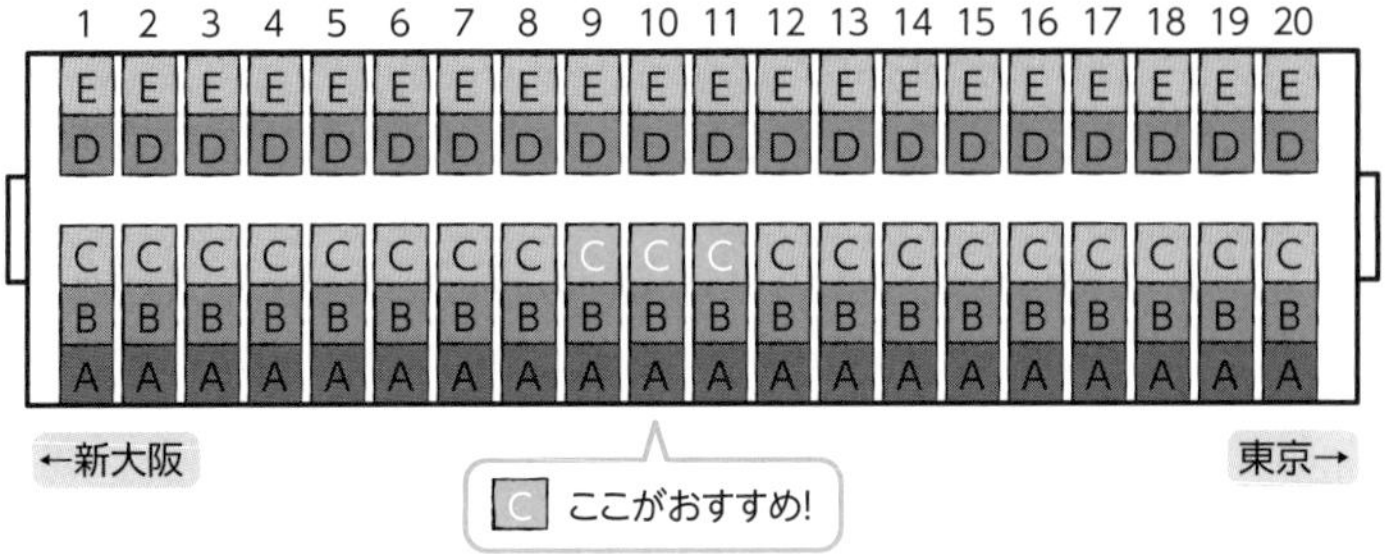
1 2 3 4 5 6 7 8 9 10 11 12 13 14 15 16 17 18 19 20
E
D
C
B
A
←新大阪
東京→
C ここがおすすめ!

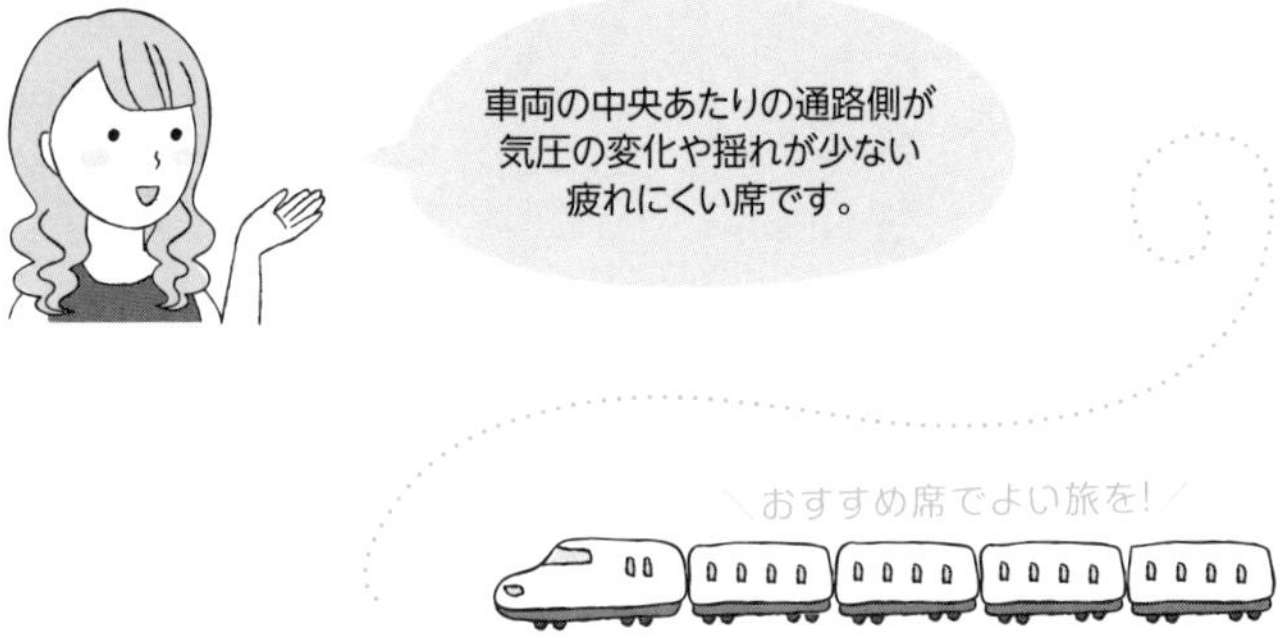
車両の中央あたりの通路側が
気圧の変化や揺れが少ない
疲れにくい席です。
おすすめ席でよい旅を!

C席。なかでも車両の中央辺りは揺れが少ないので、9〜11のC席を推奨しています。

スリトレグッズ⑦ 気圧コントロール式の耳栓

選手に必ず使ってもらっているスリトレグッズのひとつです。気圧は耳の奥で感じるので、この耳栓を新幹線や飛行機内で着けると、耳の奥の気圧の変化を緩やかにしてくれます。選手からもとても好評で、ビジネスパーソンの出張の際にもおすすめです。ネット通販で購入できます。

☑ ⑭ せっかち、短気

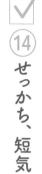

せっかちで短気な人は、交感神経のスイッチがＯＮの状態になっていることが多いので、日中の合間合間に、自律神経を整える呼吸法を行うのがおすすめです。そして夜、寝つく前に大切なのが「α（アルファ）波」という脳波を出してあげること。α波はリラックスしているときに出てくる脳波で、その脳波が出ることによって、日中働いている交感神経から夜の副交感神経にスイッチが切り替わる仕組みになっています。

#スリトレ ボックスブリージング

ボックスブリージング（Box Breathing）はアメリカ海軍のネイビーシールズという特殊部隊でも導入されている呼吸法で、自律神経の調和を保つといわれています。左の❶～❹の４秒・４秒・４秒・４秒がひとつのセットで、四角形がイメージできるので「ボックスブリージング」です。これをリラックスできるまで繰り返します。ストレスを感じたときにぜひ試してみてください。

ボックスブリージング

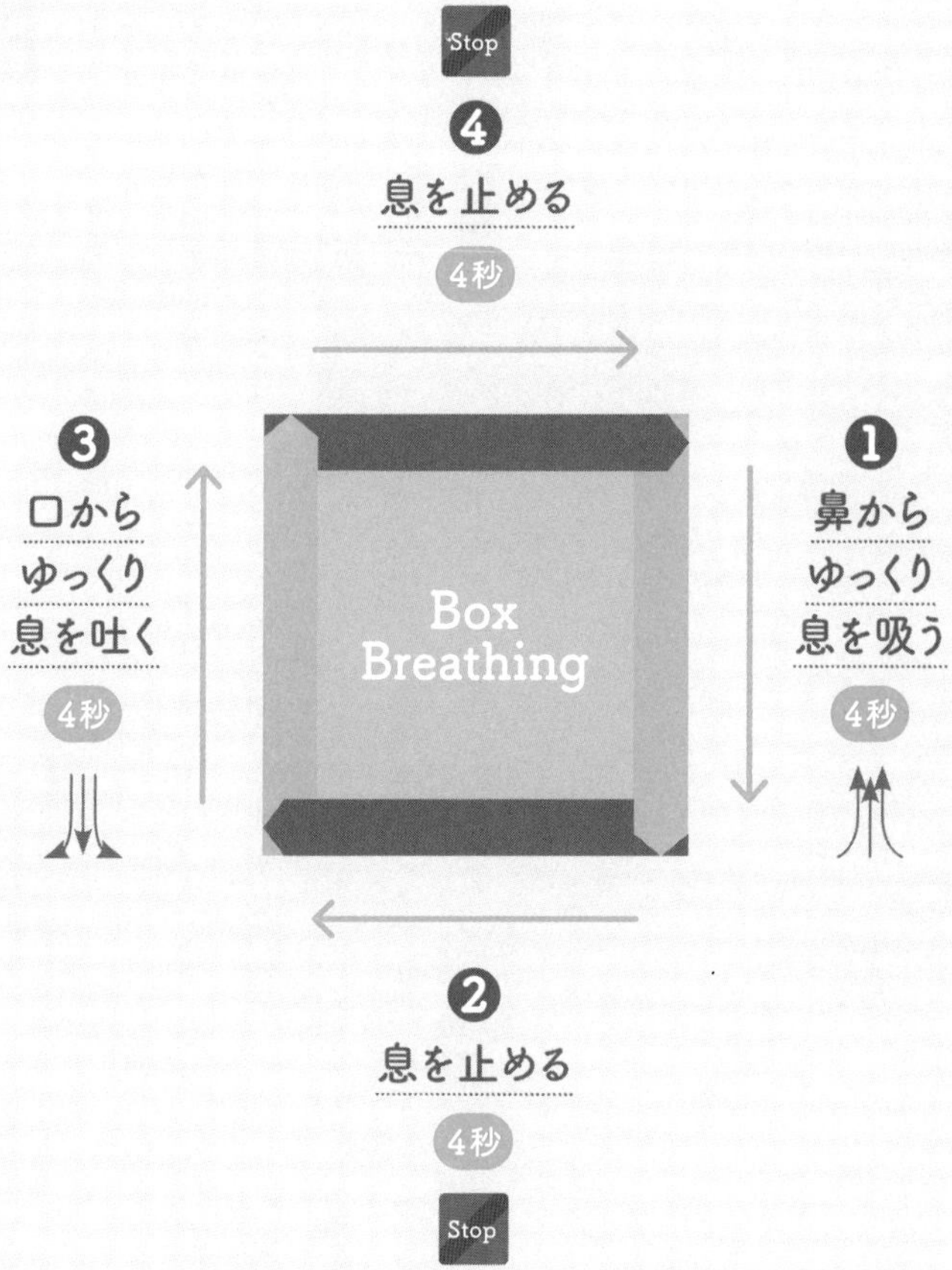
Stop
4
息を止める
4秒
3
口から
ゆっくり
息を吐く
4秒
Box
Breathing
1
鼻から
ゆっくり
息を吸う
4秒
2
息を止める
4秒
Stop

#スリトレ

寝る前に視覚から癒やされる

旅先できれいな景色を見て、「癒やされるな」「リラックスするな」と感じた経験があるかと思いますが、目にするものは、私たちの脳の機能や心の状態に大きく影響を与えています。寝る前に見るものを意識的にコントロールすることが、脳と心の状態を穏やかにしてリラックスの脳波である「α波」を出すためのポイントです。かわいいイラストブックやフォトブック、飼っているペットの写真、推しの写真など、自分の好きなものを見て視覚から癒やされてください。

第５章

「深部体温が苦手科目さん」のスリトレ

☑ ⑮考え事をしてしまって眠れない夜がある

☑ ⑯疲れているのに夜、頭が冴えている感じがする

☑ ⑰お風呂はシャワーだけで湯船に浸からない

☑ ⑱冷え性で手足が冷たい

☑ ⑲筋肉量が多く、ガタイがいい

深部体温とは？

深部体温は、脳や内臓など体の内部の温度のことです。手足などの皮膚温度より1℃高いといわれています。体内時計の働きによって、日中は高く、夜間は低くなり、**深部体温が下がることで入眠するメカニズム**になっています。眠りにつく4時間前から指先の皮膚温が上がり始め、深部体温は下がり始めます。赤ちゃんが眠くなると手足がポカポカと温かくなりますよね。私たちの体は手足の血流を増やすことで放熱し、深部体温を下げているのです。そして睡眠中は深部体温を下げて臓器や筋肉、脳を休ませ、朝の起床時間に向かって徐々に上げる仕組みになっています。深部体温を下げてぐっすり眠るためにも、朝にしっかり日を浴びて体内時計をリセットすることも大切です。

深部体温が苦手科目さんとは？

寝るぎりぎりまで仕事をしていたり、寝る前に考え事をしてしまったりして、脳の温度が上がっている人、または筋肉量が多くてガタイがいい男性に多い「暑くて眠れない」人、女性に多い「冷えて眠れない」人は、いずれも「深部体温が苦手科目さん」です。

深部体温が下がると人は眠くなる

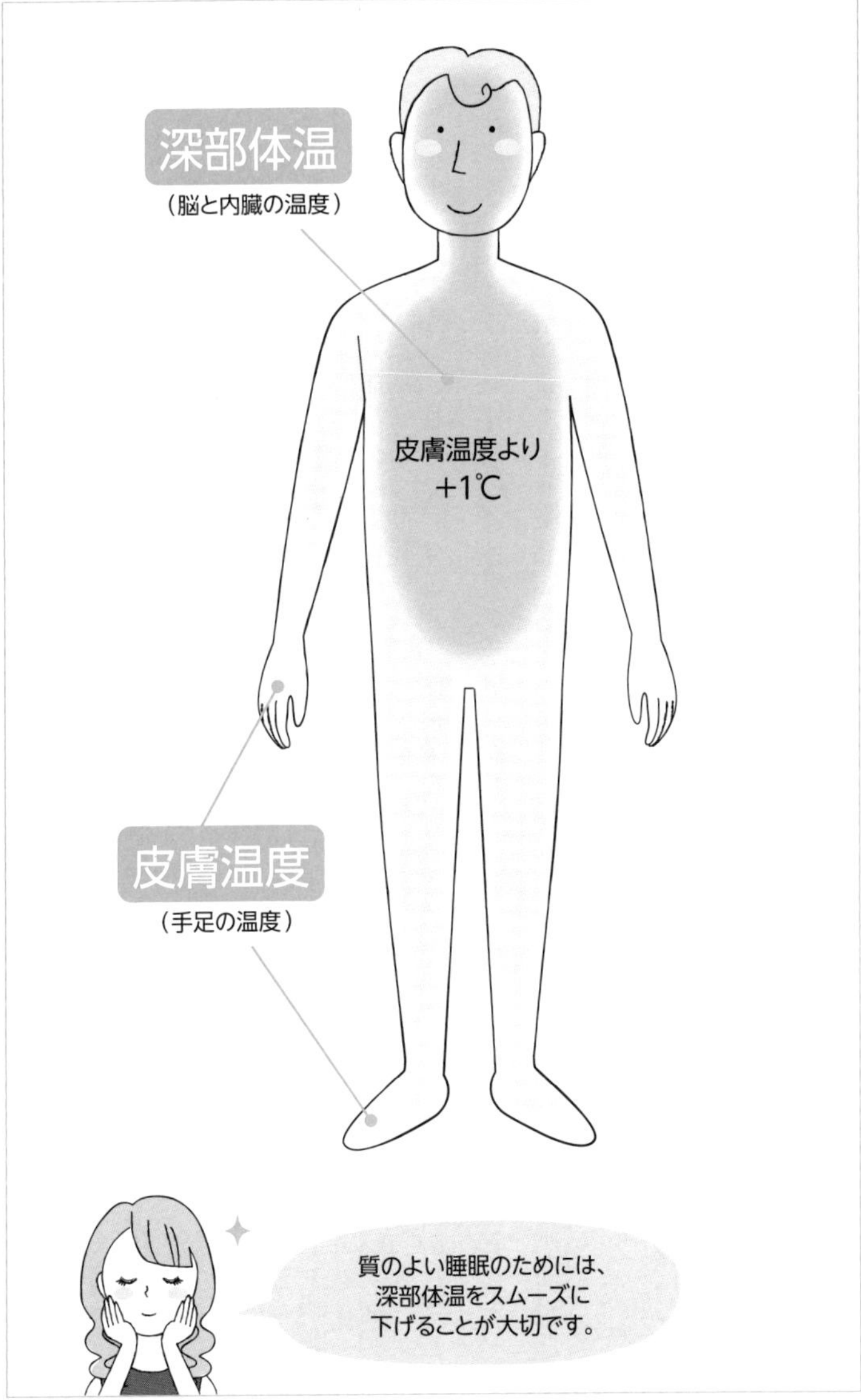
深部体温
（脳と内臓の温度）
皮膚温度より
+1℃
皮膚温度
（手足の温度）
質のよい睡眠のためには、
深部体温をスムーズに
下げることが大切です。

⑮ 考え事をしてしまって眠れない夜がある

寝る前に考え事をすると脳の温度が上がってしまい（つまり深部体温が下がらず）、寝つきが悪くなることがあります。

不眠症の人は深部体温が下がりにくいとされており、そこに着目したアメリカのピッツバーグ大学の研究があります。これは不眠症の患者とそうでない人との入眠までの時間を比較した実験で、不眠症の患者には「冷たい水が循環する帽子」を被ってもらい、前頭部を冷やして寝てもらいました。すると不眠症でない人が入眠まで16分かかったのに対して、この特別な帽子を被って寝た不眠症の患者は約13分で寝ついたという驚きの結果になりました。前頭部を冷やすことで深部体温が下がり、睡眠の改善につながったことが証明されているのです。

そこで、考え事をしてしまって眠れない夜は、「冷たい水が循環する帽子」の代わりに市販の冷却ジェルシートをおでこに貼って、強制的に脳のスイッチをオフにする。私も寝る前にいろいろ考えて寝つけないときには、冷却シートをおでこに貼って寝ています。そうすると、本当にスッとスイッチが落ちるのです。

#スリトレ 寝る前に冷却ジェルシートをおでこに貼る

脳を直接冷やして、寝入りやすくする方法です。おでこは脂肪や筋肉が少ないのでダイレクトに前頭葉が冷えて、脳の温度が下がりやすいといわれています。同じ頭を冷やすものでも、氷枕だと首まで冷えてしまうので、かえって深部体温が下がらなかったり、自律神経の働きが悪くなったりと睡眠においては逆効果なので、ちょうどいいのがおでこを冷やすことなのです。

これは選手からも一番人気のあるスリトレで、ある選手はナイターの後に野球のことを考えてしまって眠れないときも、「これを貼ったら本当に眠れる。脳のスイッチが切れるね」と感動してくれました。私はいつもパソコンの「強制終了」のような、**「脳の強制終了」**だと言っています。

Column

#スリトレ

考え事は朝、日がたくさん差すカフェのテラスでする！

夜に考え事をすると、何か暗い考えになってしまいませんか？　翌朝には「こうしよう！」と明るい考えになることでも、夜は堂々巡りに悩んで、どんどん気分が沈んでしまいがちです。そんなときの、私の対処法を紹介します。

「自分の人生は絶対ハッピーエンドだ」という前提で物事を考える！

「自分は幸せになれるし、私の人生はハッピーエンドに決まっている!!」と無理やりでも決めつけて物事を考えること。この前提さえあれば、無駄に悩む時間がぐっと減るはずです。私はたとえうまくいかないことがあっても「うまくいっている途中」と自分に言い聞かせて、夜に考える、悩む習慣を徹底的にやめました。

逆立ちして地球一周しても答えが出ないようなことは、悩まない!!

将来の心配や、あの人に嫌われていないかな？　という不安。誰もが経験ある悩みですよね。でも逆立ちして地球一周しても答えが出るものではないと思います。わからないことにクヨクヨするのではなくて、未来は可能性が無限にあるし、人の気持ちも「私が好きなら、相手も私のこと好き!! 以上！」って思ったほうが、うまくいく（笑）。

夜悩むデメリットを「科学的に」理解する

それでも夜悩んでしまうとき。そういうときには、夜悩むデメリットを科学的に理解することが重要です。まず、健全で前向きな考えをするために必要な条件というのが、脳内に幸せホルモンのセロトニンがあり、脳に疲労物質が溜まっていない状態です。

でも夜の脳内は、セロトニンはメラトニンになってしまっているため日中より少なく、１日頑張った脳は疲労物質や老廃物がたくさんあり、むしろ睡眠で脳の掃除が必要な状態です。つまり、夜の脳はクタクタに疲れて昼間より働いておらず、しかもセロトニンが少ないから昼間より悲観しやすいのです。夜に考えたり、悩んだりしても、明るい答えや結論にならない。体のメカニズム的に、プラスの考えに行き着かないのです。

もし考え事や悩み事をするなら、夜は寝て、朝になって脳がきれいな状態で、お日様がさんさんと降り注ぐカフェのテラスで考えるのが絶対おすすめです！　自分が幸せになれそうな決断を出すためには、夜に悩むのはデメリットしかありません。だまされたと思ってやってみてください!!　睡眠は偉大です。

⑯ 疲れているのに夜、頭が冴えている感じがする

睡眠のヒアリングをしているとき、仕事が忙しい男性の方からよく聞くのが、「頭が沸く」という言葉です。実際に頭が熱く感じるといいます。疲れているのに頭が冴えてしまって眠れないときは、脳の温度が上がっていて、かつ交感神経のスイッチがONになっていて、心拍数や呼吸数も上がっている状態になっていると考えられます。脳の温度を下げる #スリトレ **寝る前に冷却ジェルシートをおでこに貼る**（↓P151）と、自律神経を整える呼吸法がおすすめです。また枕は、高反発のファイバーやそば殻など、熱を逃がしやすく脳の温度を下げやすい素材のものを選ぶとよいでしょう。

呼吸法で自律神経を整える

呼吸は人間が操作できる唯一の自律神経といわれています。呼吸を整えることで、フィジカルもメンタルも整えた状態で眠ることができます。#スリトレ **ボックスブリージング**（↓P142）もおすすめです。

#スリトレ

吐く息長めの深呼吸

横隔膜を動かして深呼吸をするだけでも効果的ですが、「吸う息より吐く息を長くする」ことで副交感神経がＯＮになり、不安感や緊張感を和らげやすくなります。腹式呼吸を意識して行います。深呼吸で肩が上がってしまう場合は、仰向けになって、お腹に手を当てながら行うとよいでしょう。

【吐く息長めの深呼吸】

❶3秒息を吸う。
❷2秒息を止める。
❸5秒かけて息を吐く。
※５～６セット繰り返します。

⑰ お風呂はシャワーだけで湯船に浸からない

湯船に浸かると、深部体温は一度上がって、その後徐々に下がり始め、深部体温と皮膚体温の差が縮まるタイミングでスムーズに入眠できるといわれています。寝つきやすくするためにも、ぜひシャワーだけではなく湯船に浸かってください。夏でもシャワーや水風呂より湯船に浸かるほうが、結果的に深部体温を下げることができます。

#スリトレ
お風呂は40℃のお湯に15分、就寝90分前に入浴を終える

「40℃のお湯に15分」が睡眠の質を高めるのに一番いいといわれています。熱いお風呂が好きという方もいらっしゃると思いますが、熱いお湯に浸かると、交感神経が刺激されてしまい、ストレスホルモンの「コルチゾール」が分泌されて、入眠後の成長ホルモンの分泌が抑えられてしまいます。ぬるめのお湯にゆっくりと浸かることで、副交感神経にスイッチが切り替わるとされています。

この40℃という温度は給湯器の温度表示ではなく、水温計で計った実際のお湯の温度で

す。少し面倒に思えますが、一度、水温計（百円ショップでも売っています）で計って、「うちの給湯器は42℃で設定すると、水温は40℃だ」というように、給湯器の温度表示とのギャップをつかんでおけば、毎回計る必要がなく簡単です。

「就寝90分前に入浴を終える」のは、入浴によって一度上がった深部体温が入眠しやすい温度に下がるまで、90分ほどかかるといわれているからです。

浴室の照明はメラトニンの分泌のためできるだけ暗くします。特にマンションなどは、もともと白色ＬＥＤ電球が付いていて浴室が明るい家も多いので、もし替えられそうだったらＬＥＤ電球を白色から電球色のものに替えたり、照明が2個ある場合は1個外して、ひとつだけにしたり、脱衣場が明るい家では脱衣所のライトだけつけて、浴室の電気は消して入浴するのもいいと思います。もちろん、転ばない程度の明るさで、お願いします。

40℃のお湯に15分が睡眠の質を高める

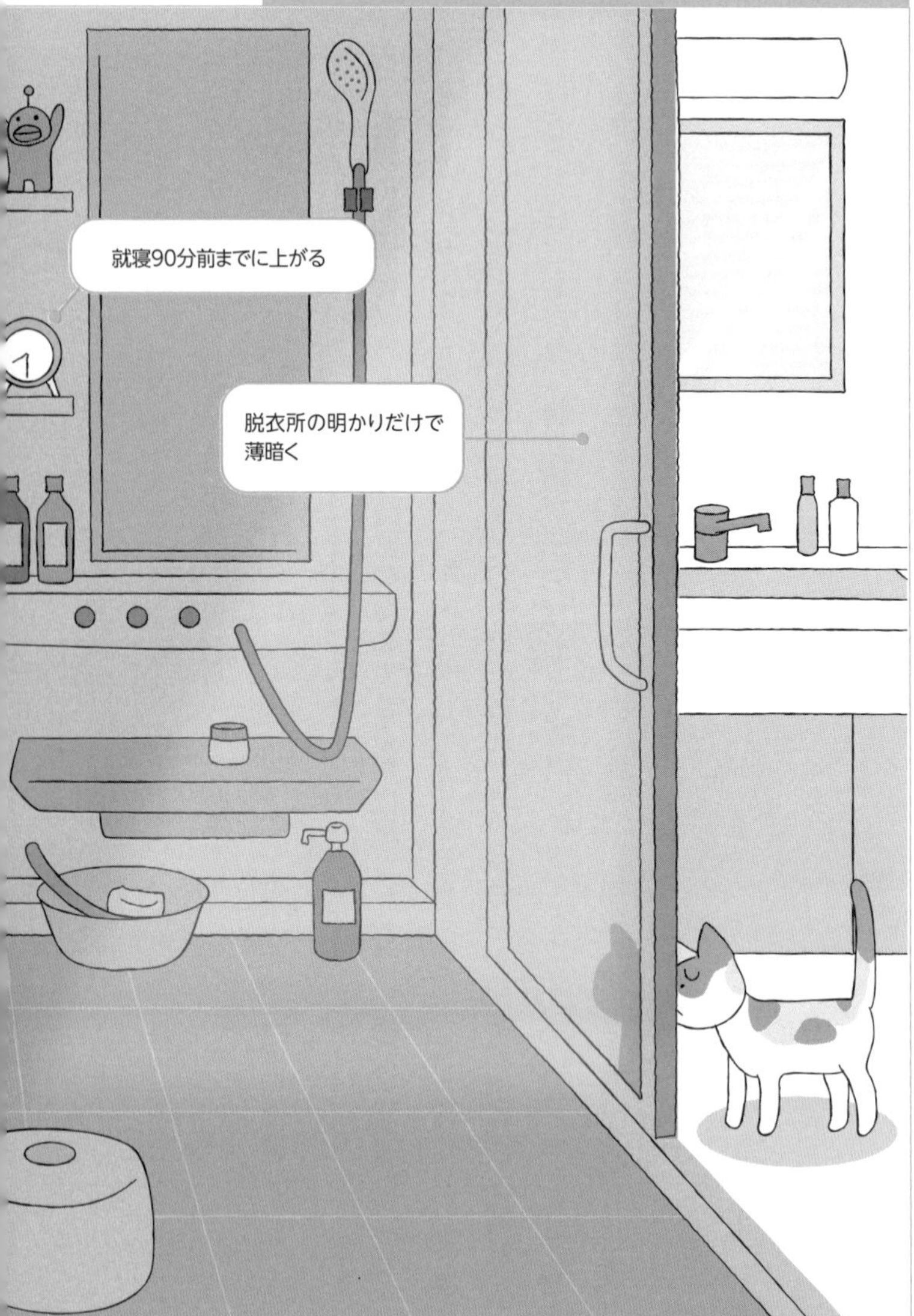
就寝90分前までに上がる
脱衣所の明かりだけで
薄暗く

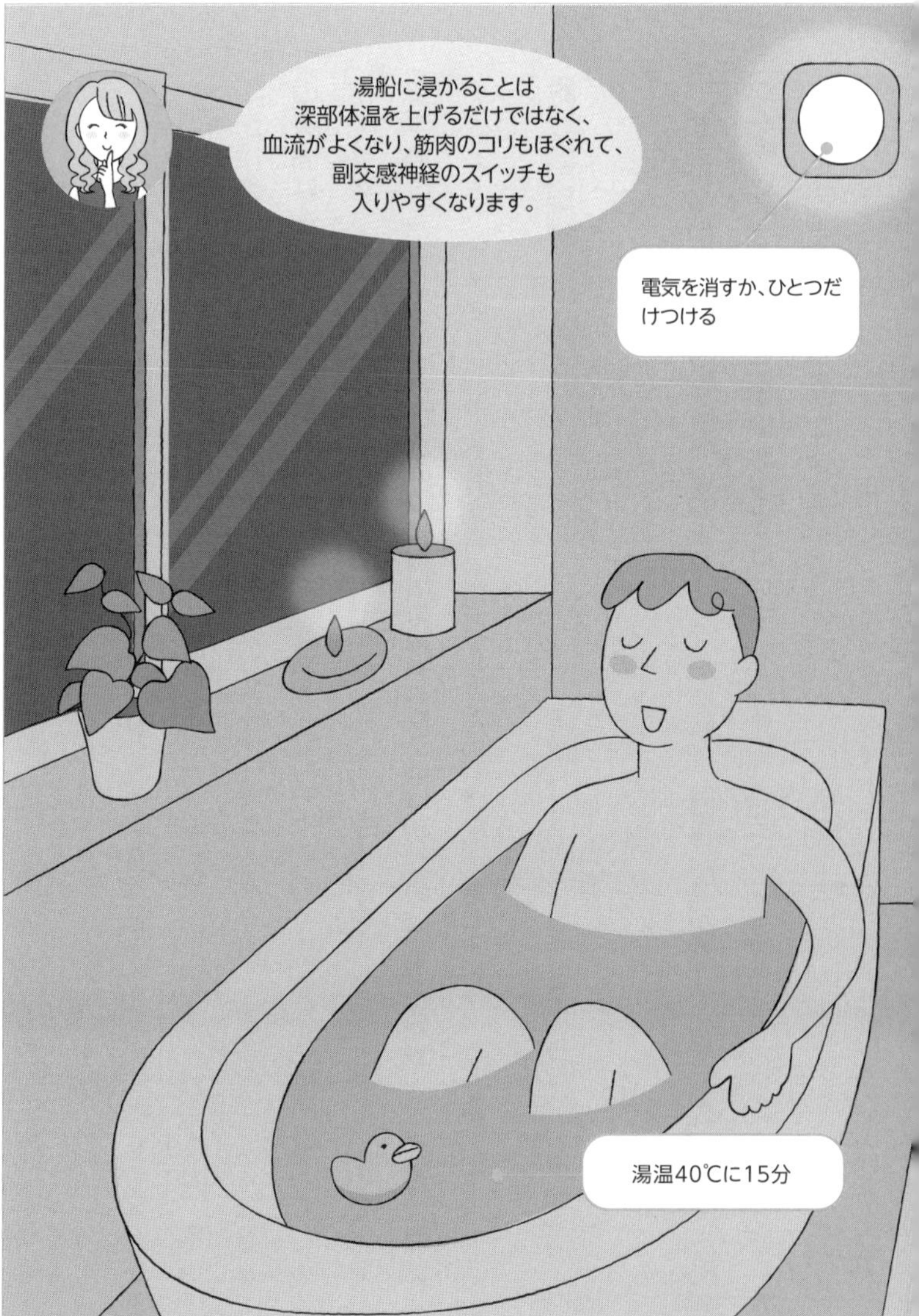
湯船に浸かることは
深部体温を上げるだけではなく、
血流がよくなり、筋肉のコリもほぐれて、
副交感神経のスイッチも
入りやすくなります。
電気を消すか、ひとつだけつける
湯温40℃に15分

☑ ⑱ 冷え性で手足が冷たい

冷え性は女性にダントツに多い悩みです。私たちの体は眠りにつくために、手足の血流を増やして放熱をして、深部体温を下げるメカニズムになっています。しかし、寒さで手足が冷えきっていると十分に血が通えないので、うまく熱を逃がすことができません。**体の表面は冷えているのに、深部体温は高いまま**という、ちぐはぐな状態になっているのです。だから冷え性の人はなかなか眠れないのです。手足が寒くて寝られないので、そこをまず解消しましょう。前述の「#スリトレ **お風呂は40℃のお湯に15分、就寝90分前に入浴を終える**」（↓P156）こと、それから寝る前まで体の表面を冷やさないことがポイントです。

#スリトレ

冷え性の人は、寝る前まで体の表面を冷やさない

まずお風呂の**換気扇は消して**入ってください。お風呂上がりは、足の裏から熱が逃げるのを防ぐため、**必ず最初に靴下をはいてください**。さらにレッグウォーマーや底が厚いルームシューズをはくのもおすすめです。

冷えるからと、モコモコした素材のスリープウェア（パジャマ）で寝ている人も多いのですが、素材が化学繊維なので通気性が悪く、寝ている間にかいた汗が生地と皮膚の間に溜まってしまい、かえって寝冷えの原因になることがあります。スリープウェアは保温性があり、通気性や吸湿性がよい、天然素材のものを選んでください。（スリープウェアの選び方は↓P66）。湯たんぽを一晩中使うのもＮＧです。深部体温が下がらないですし、暑くて汗は出ても蒸発しないため、これも寝冷えにつながってしまいます。そして**寝るときには必ず靴下を脱いでください。**

スリトレグッズ⑧ レッグウォーマー

冷え性で靴下をはいたまま寝ている人は多いのですが、靴下で足の裏が塞がってしまっていると、うまく放熱できず、深部体温がスムーズに下がりません。そのため睡眠の質が下がります。でもその一方で、素足で足首が冷えてしまうと足の裏に汗をかいて放熱できないため、これも深部体温を効率よく下げられません。足首は皮膚も筋肉も薄い分、一度冷えてしまうとなかなか温まらないという難点があります。また筋肉量が少ない方は、ふくらはぎの冷えも悩みのひとつですよね。ふくらはぎの筋肉が冷えてしまうと全身の血のめぐりが悪くなってしまいます。そこでおすすめしたいのがレッグウォーマーです。**足首とふくらはぎは冷やさず、足の裏から放熱できる**ため、冬場に足の冷えで眠れない人にもってこいのアイテムなのです。

#スリトレ すぐ実践できる! 毛布の正しい使い方

冬場の掛け布団は、体の上に毛布をかけて、その上に羽毛布団をかけているという人が非常に多いのですが、羽毛は体温で温められることによって保温能力が発揮されるので、羽毛布団は直接体の上に掛けてください。そして背中側を断熱するのが一番暖かいので、**毛布はシーツのように体の下に敷きます**。毛布の上に寝て、羽毛布団をかけて、それでも寒い場合は、羽毛布団の上に、薄手の毛布かタオルケットをかけます。羽毛布団の温かい空気を毛布で包んで、体の熱を逃げにくくするのがポイントです。体の下に敷く毛布は、吸湿発散性の高いウールやカシミヤなど天然素材のものがおすすめです。上に掛ける毛布は、羽毛布団のかさが潰れないように化繊など軽めのものがよいでしょう。布団の買い足しをしなくても、順番を変えるだけですぐできるので、ぜひ試してみてくださいね。

寒いときは毛布でサンドイッチする

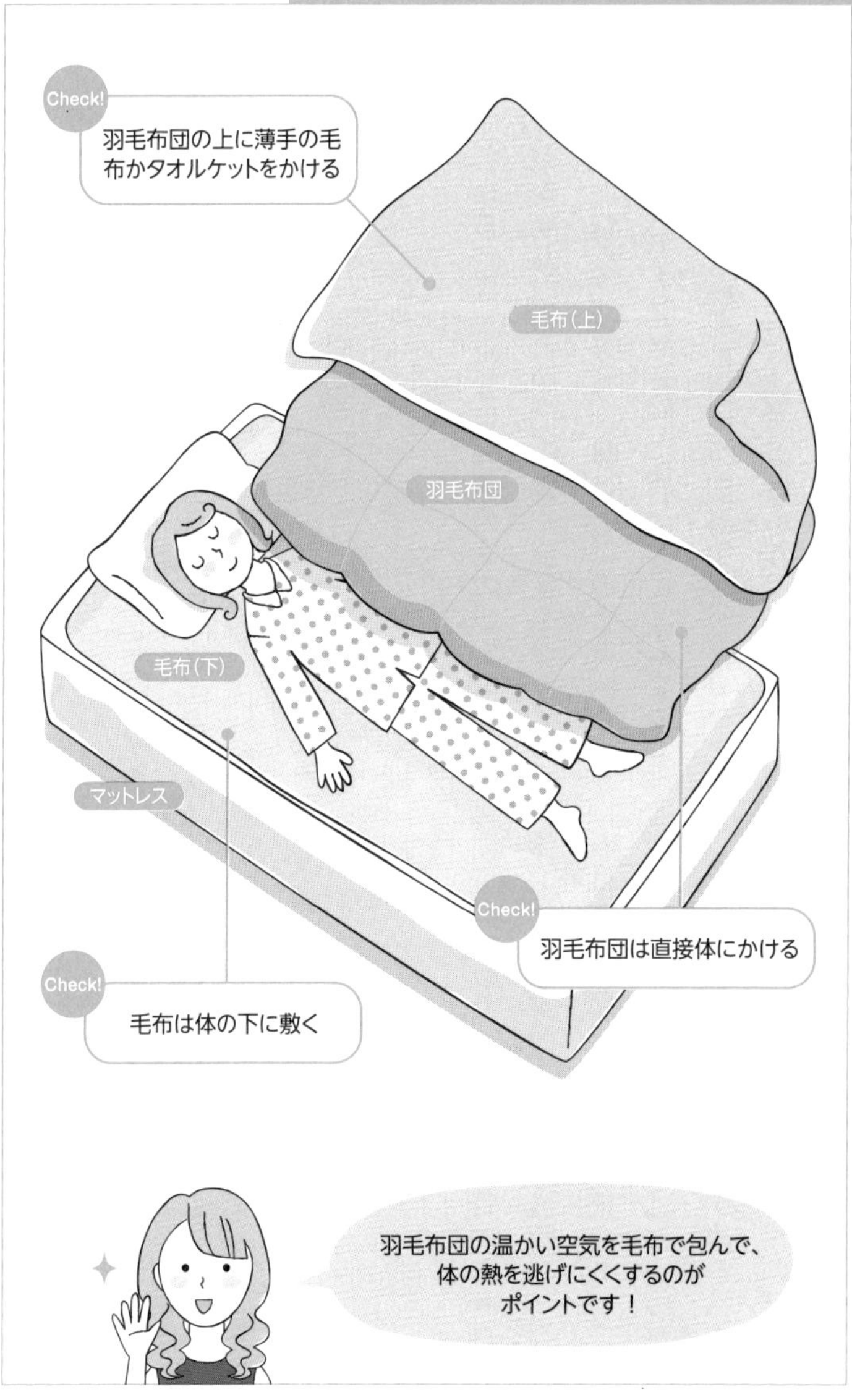
Check!
羽毛布団の上に薄手の毛布かタオルケットをかける
毛布(上)
羽毛布団
毛布(下)
マットレス
Check!
羽毛布団は直接体にかける
Check!
毛布は体の下に敷く
羽毛布団の温かい空気を毛布で包んで、体の熱を逃げにくくするのがポイントです!

⑲ 筋肉量が多く、ガタイがいい

体の熱は筋肉から発せられるので、筋肉量が多いと作られる熱も多く、体からうまく逃がせなくなります。だからアスリートに「深部体温が苦手科目さん」はとても多く、「暑くて眠れない」というような悩みを非常によく聞きます。

#スリトレ

手のひら、ほっぺ、足の裏を冷やして快眠

手のひら、ほっぺ、足の裏の3カ所には、深部体温にダイレクトに効く血管があります。それが**AVA血管**です。栄養や酸素を運んでいない**体温調節が専門の特殊な血管**で、太さが毛細血管の10倍あり、暑ければ血管を開き、寒ければ血管を閉じて体温調節をしています。**最大のポイントは12〜15℃で冷やすこと**です。冷やしすぎは逆効果であることがわかっています。就寝前に保冷剤を薄手のハンカチで巻き、手のひら、ほっぺ、足の裏を冷やすと、効率よく深部体温を下げられ、寝つきやすい状態にすることができます。手のひらを適温で冷やす専用の保冷剤も売っているので、うまく活用するのもよいでしょう。

手のひらには深部体温にダイレクトに効くAVA血管がある

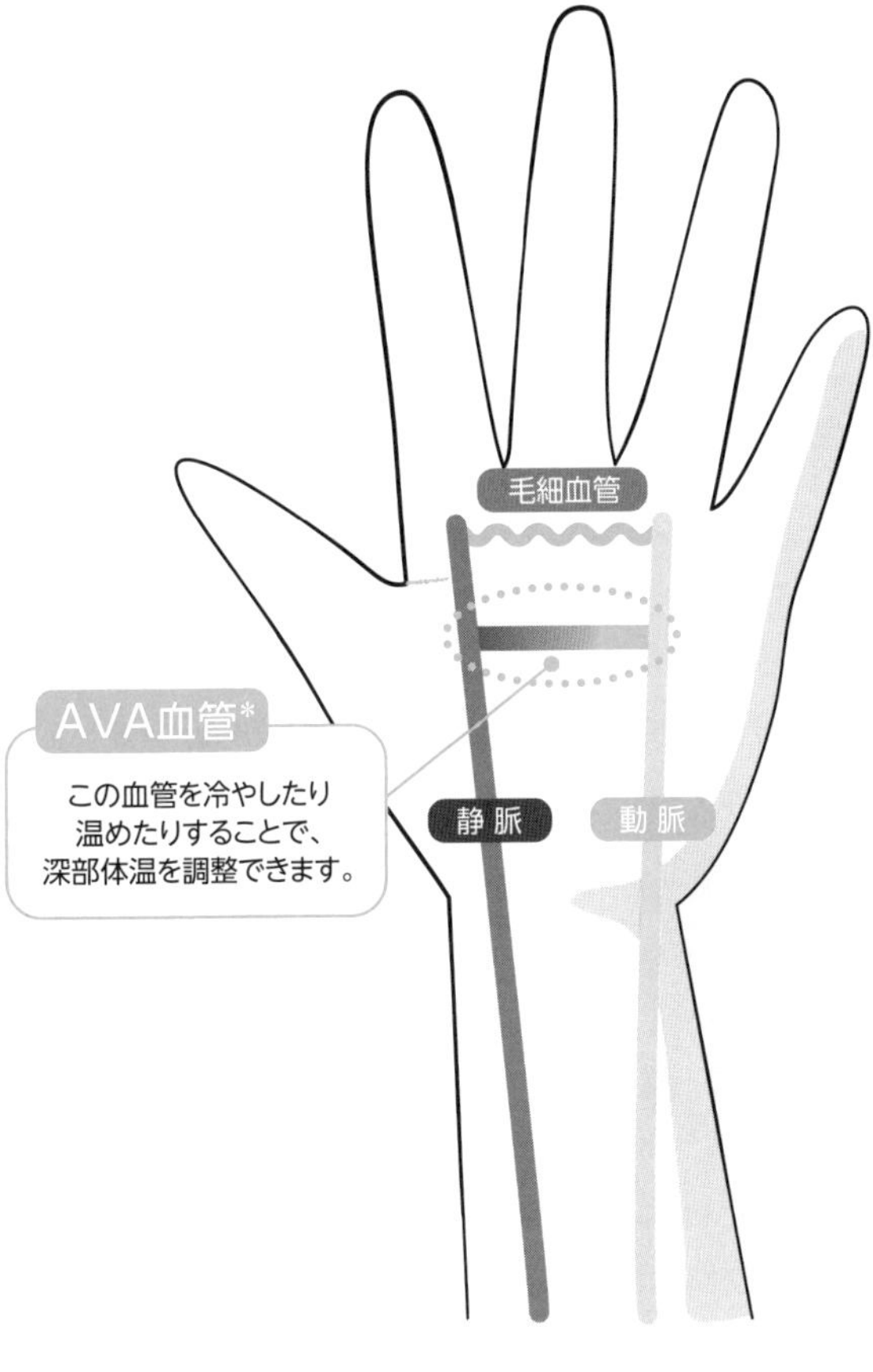
毛細血管
AVA血管*
この血管を冷やしたり
温めたりすることで、
深部体温を調整できます。
静 脈
動 脈

*AVA血管(動静脈吻合／どうじょうみゃくふんごう:Arteriovenous Anastomosesの略)

Column

#スリトレ

どうしても眠れぬ夜の過ごし方

私も不眠症になったことがあるので、眠れなくて焦る気持ちやつらさはよくわかります。誰にでも、何をやっても眠れない夜があると思います。そんなときのためのスリトレです。

ベッドから出る

個人差もありますがベッドに入って40分～1時間経っても眠れないときは、潔くベッドから出ましょう！　ベッドの中で「眠れない、眠れない」と焦ってしまうと、交感神経が過剰に働いてよけいに眠れなくなってしまいます。「今日1日くらい眠れなくてもいいや」と思うことが大切です。

暗闇で「深夜のお茶会」

ベッドから出た後は、スマホを見ずに暗い部屋で過ごしましょう。そしてここでも交感神経を刺激しないことが必須。眠れないことを責めずに「せっかくだから深夜を楽しもう」というマインドが◎です。私はどうしても寝られないときには「深夜のお茶会」と称して、薄暗い中、カフェインレスのハーブティーをゆっくり飲むようにしています。

夜空を眺める

星は明るくなったり暗くなったりという瞬きがあります。この星の瞬きのリズムは、交感神経の緊張を解く効果があるといわれている「１／ｆのゆらぎ」にあたり、高いリラックス効果が期待できます。最近は星座や人工衛星の位置がわかるアプリもあるのでおすすめです（ブルーライトはカットしてくださいね）。夜空を見上げる姿勢も呼吸が深くなり◎です。

寝る場所を変えてみる

場所を変えると眠れることもあります。例えば、リビングに移動してソファで寝てみる。またはベッドに戻り枕の場所を変えてみましょう。いつもと反対の足元側に枕を置いて寝てみる。そうすると見える景色が変わるので、場所が変わったような感覚になって眠れることがあります。

毎日、睡眠が100点じゃなくていいのです。人間だもの、そんな日だってあります！　眠れない夜に少しでも気持ちが軽くなったら幸いです。

第６章

季節のスリトレ

●春・夏の睡眠
●秋・冬の睡眠
【気圧の変化で不調を感じたら】
【寒暖差で疲れを感じたら】
【花粉症対策】
【日照不足対策】
【湿度で眠りが浅く感じたら】
【暑さ対策＆熱中症予防】
【紫外線対策】
【寒くて起きられないとき】

●番外編
【出張などで環境が変わるとき】
【アルコールを飲むとき】
【カフェインを摂るとき】

季節によっても変わる睡眠のお悩み

睡眠のお悩みが特に増えるシーズンは大体決まっていて、**梅雨**、**夏**、**冬**です。夏はやはり**暑さが原因。梅雨と冬で共通しているのは日照時間の短さ**です。

私もスリープトレーナーといえども、何も対策をしなかったら梅雨時は睡眠の質も下がるし、気分もマリアナ海溝ぐらいまで！（笑）落ち込むこともあります。でも対策をすれば眠れるし、元気に乗り切ることができます。ぜひ、ご自身の苦手科目のスリトレをベースに、季節のスリトレをオプションとして取り入れてみてください。

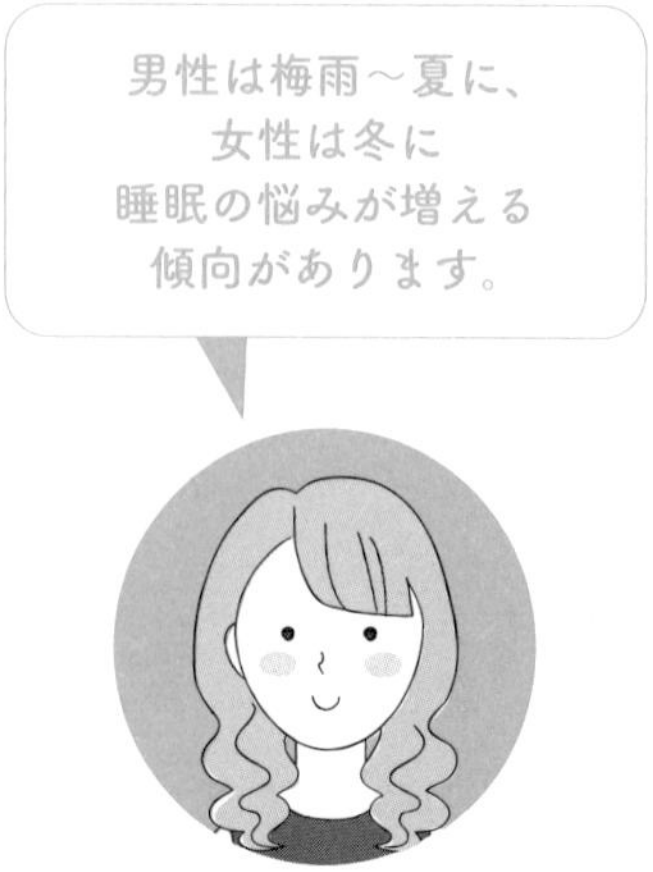
男性は梅雨～夏に、
女性は冬に
睡眠の悩みが増える
傾向があります。

睡眠の質を下げる季節の変化

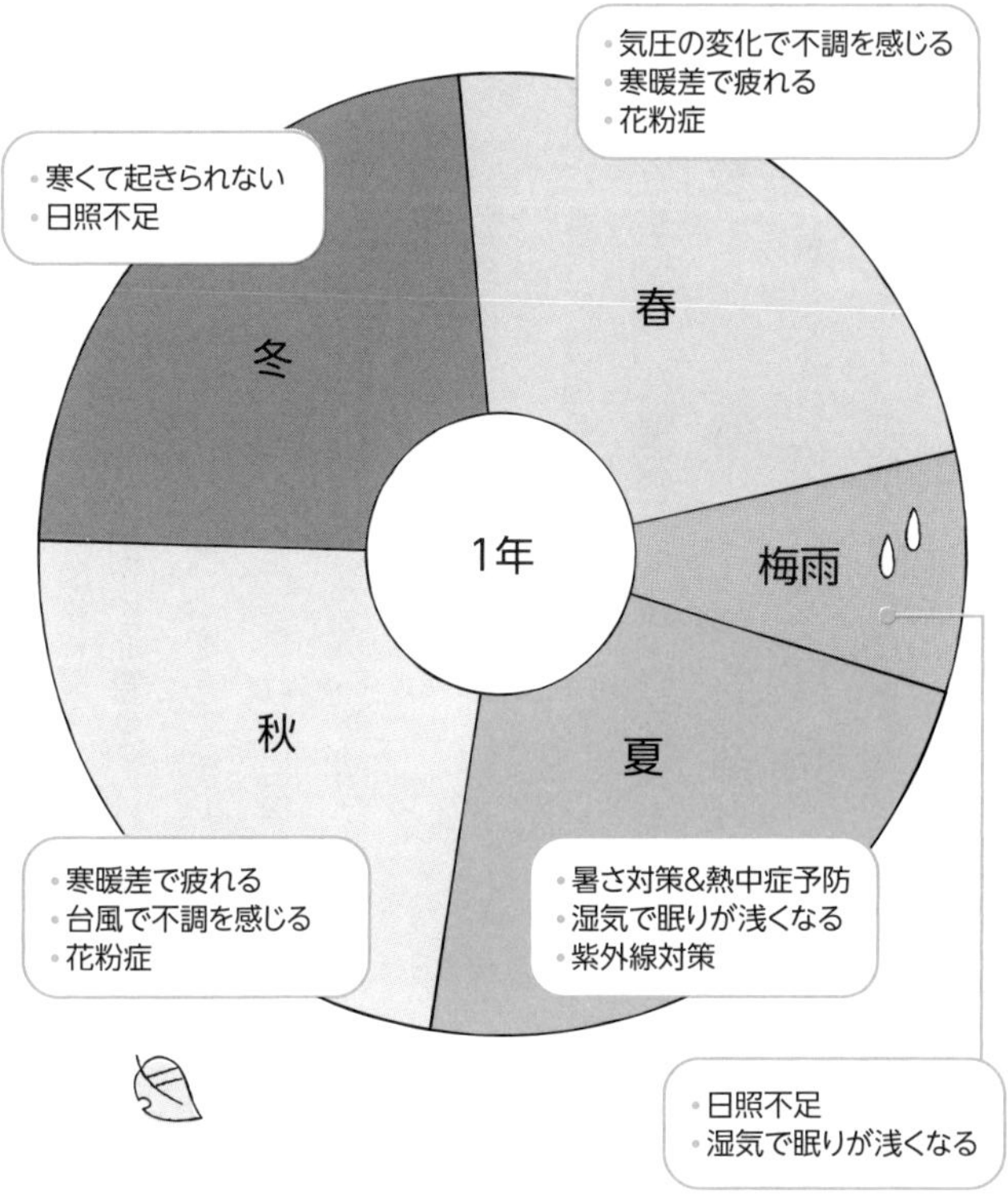

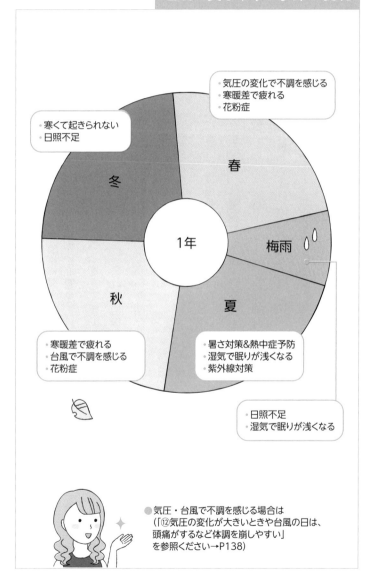

1年
春
・気圧の変化で不調を感じる
・寒暖差で疲れる
・花粉症
梅雨
・日照不足
・湿気で眠りが浅くなる
夏
・暑さ対策&熱中症予防
・湿気で眠りが浅くなる
・紫外線対策
秋
・寒暖差で疲れる
・台風で不調を感じる
・花粉症
冬
・寒くて起きられない
・日照不足

●気圧・台風で不調を感じる場合は
（「⑫気圧の変化が大きいときや台風の日は、
頭痛がするなど体調を崩しやすい」
を参照ください→P138）

【寒暖差で疲れを感じたら】（春・秋・屋外と室内の気温差が激しいとき）

私たちの体は、皮膚表面に近い細い血管を拡げたり縮めたりして、体温を一定に保っています。暑いときは血管を拡げて血液を多く流して熱を逃し、反対に寒いときは血管を縮めて熱が逃げないようにしています。これは自律神経によって行われ、血管が拡がる暑い時期は副交感神経の、血管が収縮する寒い時期は交感神経のスイッチがＯＮになりやすいといわれています。

昼間は暖かいのに夜になるとぐっと気温が下がったり、暖かい日があったり寒い日があったりと日によって気温差が激しかったり、クーラーや暖房などで屋外と屋内の温度差が大きかったりすると、体温調整のために何度も交感神経と副交感神経が切り替わります。こうした寒暖差によるオーバーワークで自律神経の機能が乱れ、体が疲れてしまうことを「**寒暖差疲労**」と言います。寒暖差疲労は、体調を崩したり、睡眠の質が下がってしまったりする原因になります。寒暖差に負けない体を作るには、**副交感神経のスイッチを入れるスリトレ**（↓P134）がおすすめです。

【花粉症対策】（春・秋）

「就寝時に鼻が詰まって眠りにくい」「朝起きがけに鼻水やくしゃみが止まらない！」とお悩みの方も多い花粉症。最近の研究で、**食事摂取のタイミングがアレルギー反応に影響する**ことがわかっています。

#スリトレ 体内時計から考える花粉症対策

「食事摂取のタイミングは、**アレルギー反応の強さや出やすい時間帯を変化させる因子のひとつ**である」という山梨大学の論文があります。不規則な食事は、体内時計のリズムを変えてしまいます。その結果、アレルギー反応の出方も変わってしまい、本来アレルギー症状が出にくい日中の時間でも、症状が強くなってしまうということがわかってきています。つまり**食事時間を固定することが、体内時計から考える花粉症対策**のポイントです。夜食などの不規則な食事習慣を変えるだけで、ひどかった花粉症の症状をよくすることができるかもしれません。

【日照不足対策】（梅雨・冬）

私たちの睡眠の長さは、日照時間によって変化します。日照時間が短い12～1月に睡眠時間は最も長くなり、反対に日照時間が長い6～7月に最も短くなることがわかっています。**日の短い冬は、夏より睡眠時間が必要**なのです。冬は夏より30分～1時間くらい睡眠時間を長くするのもよいと思います。

日照時間が減少すると、セロトニンが不足して、夜中に何度も目が覚めたり、寝起きの悪さを感じたりと、睡眠の質が下がる原因にもなります。冬は気持ちが塞いでしまうという人も多く、「冬季うつ」が増えるといわれています。日照時間が少ないときも、心身ともに健康に過ごすには、朝の光をちゃんと浴びて正常に体内時計を動かして、セロトニンをきちんと分泌し、睡眠の質を上げることが大切です。

●セロトニンの分泌を促すスリトレ

#スリトレ 朝起きたら歯磨きまたはスマホを見ながら、ベランダで10分日光浴（→P102）

#スリトレ 起きてから1時間以内に、たんぱく質＋糖質の朝食を摂る（↓P103）

#スリトレ 午前中に散歩や軽いランニングをする（↓P103）

#スリトレ ガムを噛む（↓P104）

#スリトレ 地下鉄の出口をひとつ手前に！ 通勤はできるだけ外を歩く（↓P120）

【湿度で眠りが浅く感じたら】（梅雨・夏）

梅雨の暑くはないけれどじめじめとして眠りが浅い感じ……。夏の寝苦しい蒸し暑さ。湿度が高いと、同じ気温でも皮膚から蒸発する汗のスピードが遅くなり、深部体温が下がりにくくなるため、ダイレクトに睡眠の質に影響します。**#スリトレ 温湿度計で睡眠環境を見える化する**（↓P70）ことで、寝室の湿度を把握してコントロールすることが大切です。とはいえ、エアコンの除湿機能は、冷えすぎてしまったり、湿度が思うように下がらなかったりすることも。でも除湿機がなくても大丈夫！ ペットボトルで簡易的な除湿機が作れます。ぜひ試してみてくださいね。またスリープウェア（パジャマ）は夏でも必ず、吸湿性がある素材の長袖・長ズボンをお使いください。

#スリトレ

ペットボトル除湿器で梅雨の快眠を手に入れよう！

自宅にあるものですぐできる、ペットボトルを使った簡易除湿機の作り方をご紹介します。

【ペットボトル除湿器の作り方】

❶ 2Lペットボトル1〜2本に水を八分目くらいまで入れ、冷凍庫で凍らせる（凍らせると膨張するので、満杯に水を入れないこと）。

❷ 凍らせたペットボトルをボウルの中に入れて、部屋の好きな位置に置き、ボウルの下に結露した水分を吸収するためのタオルを敷く。ボウルは熱を伝えにくいプラスチック製がおすすめ。

❸ 部屋の窓を閉めて、そのまま就寝。

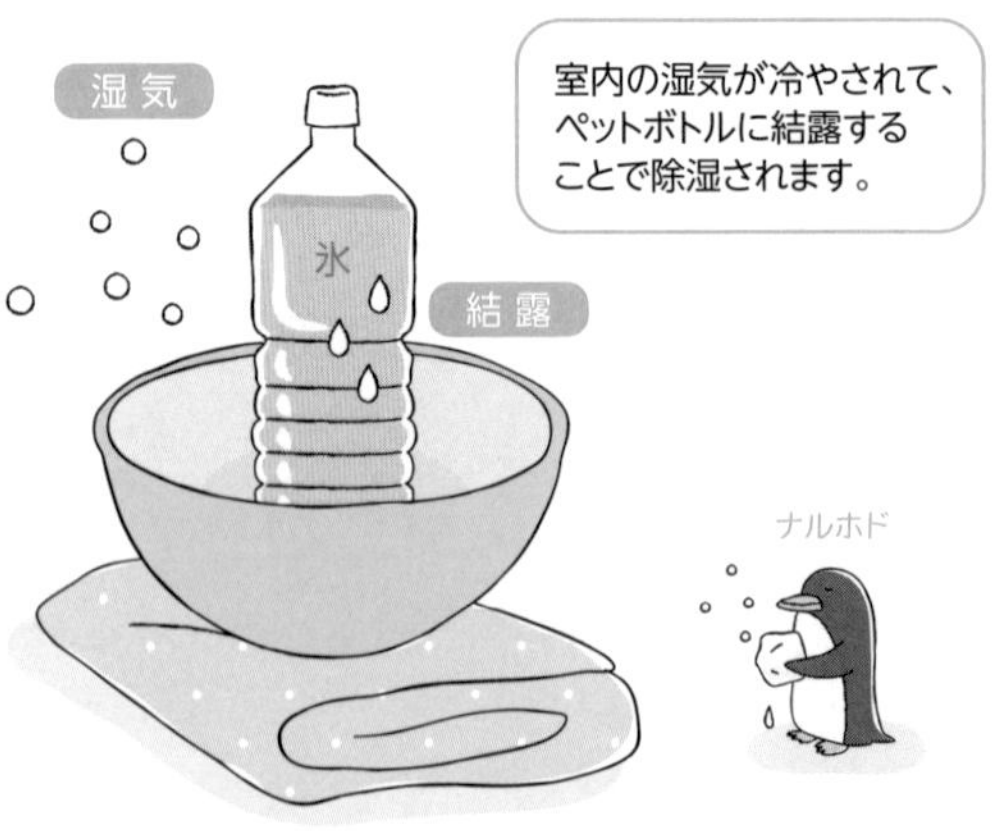

湿気
氷
結露
室内の湿気が冷やされて、ペットボトルに結露することで除湿されます。
ナルホド

【暑さ対策&熱中症予防】（夏）

夏は日中の暑さによって夜になっても深部体温がなかなか下がらず、寝つきが悪くなってしまったり、睡眠の質が悪くなったりしてしまいがちです。体の内側から「涼」を得てぐっすり眠るには、深部体温をスムーズに下げるスリトレがおすすめです。

●深部体温を下げるスリトレ

#スリトレ お風呂は40℃のお湯に15分、就寝90分前に入浴を終える（↓P156）

#スリトレ 手のひら、ほっぺ、足の裏を冷やして快眠（↓P164）

熱中症は、深部体温が上昇しすぎてしまうことによって起こります。熱中症が重度になると脳に障害が残ったり、多臓器不全になったりするのは、内臓が高温になりすぎて機能しなくなってしまうということなのです。つまり**熱中症対策は、水と塩分補給だけでは足りません。深部体温を下げることが必要**です。深部体温は**AVA血管**がある手のひら、ほっぺ、足の裏を冷却することで、効率的に下げることができます。

また熱中症は、睡眠不足のときになりやすいと知っていますか？　睡眠不足になると深部体温の調整機能が落ち、深部体温が下がりにくくなって熱中症になりやすくなってしまうことが研究でわかっています。この体温調整機能は、いくら水分や塩分の補給をしても、アイススラリーなどで体の内部から冷やそうとしても、お昼寝をしても、カバーできないとされています。**熱中症予防のためにも、夜しっかり寝ることが大切**です。

クーラーを使うタイミングは室温で判断

「体に悪いからクーラーを使わない」という人もいますが、猛暑日が続くのが当たり前のここ数年は、使わないほうが体に負担をかけてしまいます。**夏の寝室は室温26℃、湿度は50％が理想**です。寝室に温湿度計を置いて、室温が26℃を超えたら、クーラーをつけましょう！　ぜひ、**【スリープトレーナー式　クーラーの正しい使い方】**で、快適な夏を過ごしてくださいね！

【スリープトレーナー式　クーラーの正しい使い方】

クーラーの使い方は、３ステップあります。

❶就寝の1~2時間前から扇風機やサーキュレーターを寝室の壁に当てて冷やす

寝室の一番広い壁に、サーキュレーターや扇風機を首ふりさせながら風を当てて冷やします（そのまま一晩つけたままにします）。壁を冷やすとエアコンの効きがとてもよくなります。

❷就寝の30分~1時間前からクーラーを24℃でつけ、寝室をキンキンに冷やす

❸就寝時はクーラーの設定温度を26℃に変更、風向きは上向きで一晩中つけたままにする

クーラーの設定温度=室温ではありませんが、26℃がひとつの基準になります。機種によっても利き方が異なるので、一度26℃に設定し、温湿度計を見ながら室温が26℃になるように温度を調整してみてください。風向きは「自動」ではなく、風が直接当たらないよう「上向き」に。できれば一晩中つけたままがよいですが、冷え性の方や、どうしてもクーラーが苦手な方はタイマーを設定して、睡眠前半の4時間の使用がおすすめです。

スリープトレーナー式　クーラーの正しい使い方

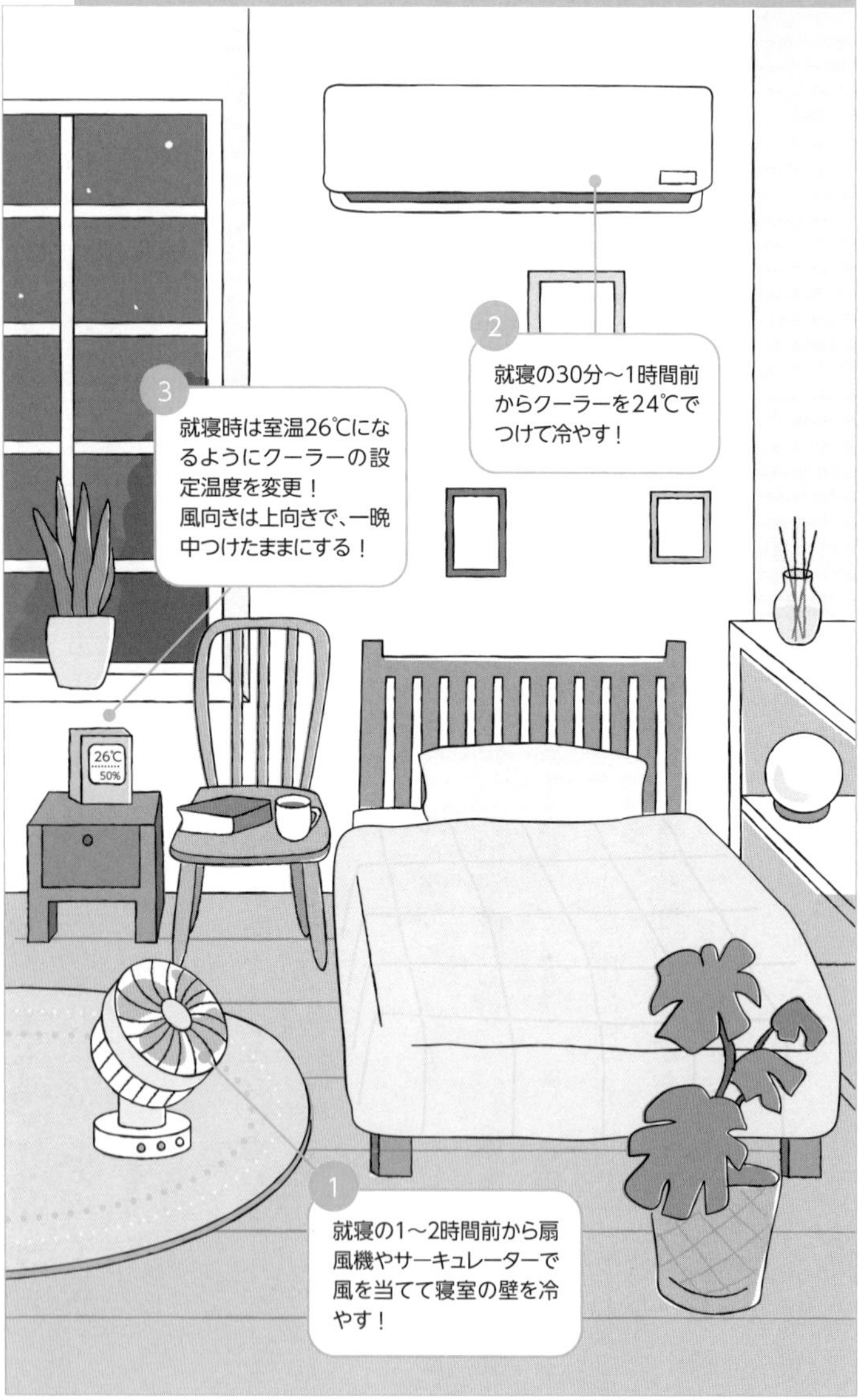
26℃
50%
2
就寝の30分～1時間前からクーラーを24℃でつけて冷やす！
3
就寝時は室温26℃になるようにクーラーの設定温度を変更！
風向きは上向きで、一晩中つけたままにする！
1
就寝の1～2時間前から扇風機やサーキュレーターで風を当てて寝室の壁を冷やす！

Column

#スリトレ

夏のスポーツとAVA血管

AVA血管と深部体温の関係は、スタンフォード大学の研究などでも明らかになっており、特に運動中は、首や鼠径部(そけいぶ)、脇の下を冷却するよりもAVA血管がある手のひら、ほっぺ、足の裏を冷やしたほうが、深部体温が上昇しにくく、熱中症対策の効果が高いことがわかっています。運動中に手のひらを冷却することで、筋出力や持久力が上がったという研究結果もあり、同大学ではアスリートと深部体温について研究が進められています。近年はＪリーグのチームが、ハーフタイム中に氷水に手を入れて手のひらを冷やし、熱中症予防やパフォーマンスＵＰに役立てています。

手のひらを適温で冷やす専用の商品も市販されていますが、コンビニでカップ入り氷や冷凍ペットボトルを買い、手のひらが冷えすぎないようにハンカチで包んで持てば、専用の保冷剤がなくても効果が期待できます！　私も夏の野球観戦時は手にカップ入り氷を持って、熱中症予防をしています。汗の出方が全然違いますよ。

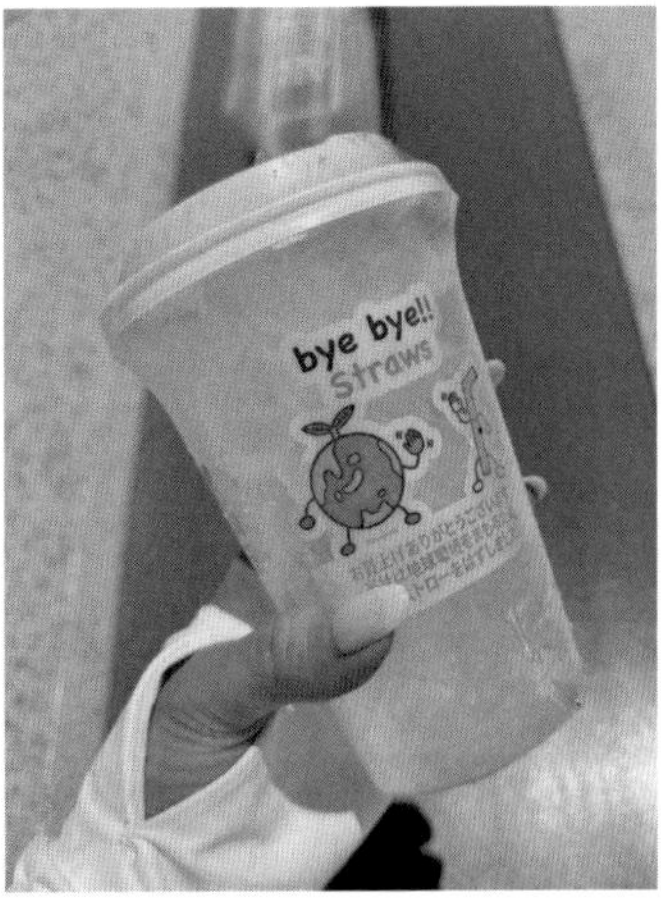
bye bye!!
Straws

【紫外線対策】（夏）

紫外線が一番多いのは8月ですが、すでに5月でも9割ほどの紫外線があるといわれています。紫外線を浴びると、体に**活性酸素**が大量に発生してしまいます。活性酸素は本来、体に害を与えるものではないですが、大量に発生すると自律神経の細胞を錆びさせてしまうのです。それで夏場はどうしても、疲れやすくなります。

夏はこの活性酸素とうまく付き合うのがポイントです。抗酸化作用があるビタミン類が含まれることから、夏は緑黄色野菜を摂ることがよく推奨されますが、でも今、食べ物から摂取する抗酸化作用以上に注目されているものがあります。それが実はメラトニンです。**メラトニンは活性酸素にもとても効果的**だといわれているのです。ほかにもアンチエイジングや、がん抑制効果もあるといわれています。本書で何度も出てきている睡眠ホルモンのメラトニンは、美容にもよい、健康にもよい、すごいものなのです。

●メラトニンの分泌を促すスリトレ

#スリトレ 起きてから1時間以内に、たんぱく質＋糖質の朝食を摂る（↓P103）

#スリトレ 夕食後は、ブルーライトカットメガネをかけよう（↓P73）

#スリトレ 夕食後は、部屋の照明を暗くする（↓P73）

スリトレグッズ⑨ ビタミンDの生成を妨げない日焼け止め

ビタミンDはメラトニンのもととなるセロトニンの合成を促す栄養素のひとつで、食事からの摂取、または日光を浴びることで作られます。ところが日焼け止めを塗ると、ビタミンDの生成が抑えられてしまうという研究結果が出ています。最近はビタミンDの生成を妨げない日焼け止めが市販されており、ネット通販などで手軽に買うことができます。

【寒くて起きられないとき】（冬）

深部体温は入眠時に下がり、朝に向かって段々上がっていきます。ところが部屋の空気が冷えきっていると、いくら布団をたくさんかけていても、**呼吸によって冷たい空気が肺に入ってきて内臓が冷えて**しまい、深部体温がなかなか上がらないため、寝起きが悪くなってしまうことがあります。**寝室の室温は16〜19℃、湿度は50％**に保つことが大切です。

#スリトレ

窓回りを工夫して室温を暖かく

部屋の暖かい空気は、窓から逃げていくので、まず**カーテンを見直しましょう**。遮光カーテンは厚みがあるので、通常のカーテンよりも断熱効果も高くおすすめです。カーテンに後付けができる遮光裏地のライナーも市販されています。

太陽光を取り込むために、日中はシャッターや雨戸を開けておき、日が落ちる前に閉めて、温まった空気を外に逃がさないようにします。窓の下にヒーターを置くことや、サーキュレーターで部屋の空気をかき混ぜることでも、部屋全体を効率的に暖めることができます。スペースに余裕があれば、冷気を感じやすい壁や窓から、ベッドの位置を20～30㎝離しましょう。

一晩中暖房を使用して室温を維持するのもよいですが、電気代がかかるので、**就寝前・起床前に30分、暖房を使って部屋全体を暖めましょう**。また暖かい空気は上に溜まる性質があるので、**暖房の風向きは下向き**にします。夏のエアコンの風向きとは逆になるのがポイントです。

●番外編

【出張などで環境が変わるとき】

出張先や遠征先でよく寝られないのは、マットレスや枕が替わるからだと思いがちですが、理由はそれだけではありません。イルカやクジラ、渡り鳥は、眠っている間に敵に襲われないように、脳を半分ずつ休めながら眠る「半球睡眠」という睡眠の方法をとっています。人間も見知らぬ場所で寝ると、そうした睡眠法になっているという報告があります。

アメリカのブラウン大学の研究によると、見知らぬ宿泊先での睡眠は、ノンレム睡眠時に、右脳より左脳のほうが活発に働いており、**脳が半分起きている状態**だったそうです。左脳は外部からの状況変化に反応する部位とされ、左脳が働いているのは慣れない環境に脳が警戒モードになっている状態で、つまりイルカなどと同じ「半球睡眠」に人間もなっているということなのです。この研究で面白いのは、2回目の宿泊のときには、右脳と左脳とで大きな変化は見られず、きちんと寝られていたということです。

2回目の宿泊では寝られる。それなら「初めての場所でも2回目だと思わせるようなことを事前にやればいい」と考えたのが、「**脳内散歩**」です。

#スリトレ

初めて泊まる場所は、事前に「脳内散歩」をする

慣れない環境で、できるだけ脳を警戒モードにしないために、一度行った気持ちになる「脳内散歩」をぜひやってみてください。今まで遠征先でまったく寝られなかった選手が、全員寝られるようになっているスリトレです。スマホがあればいつでもできますし、出張の多いビジネスパーソンにも、非常におすすめです。

【脳内散歩のやり方】

❶ウェブサイトの地図で、ルート周辺の環境を画像で見られる機能を利用します。自分が現地に行って散歩しているような感覚で、最寄りの駅から宿泊先までの景色を見ながらたどっていきます。

❷ルートがイメージできたら、次は宿泊先のホームページや宿泊予約サイトを開き、ロビー、朝食を食べる場所、自分が泊まる部屋の様子など、すべての写真を細かくチェックします。これが一度行った気持ちになる、脳内散歩です。

#スリトレ 遠征・出張先には、スリープウェアと枕カバーを必ず持って行く

遠征や出張先で脳を警戒モードにしないために、もうひとつできることがあります。それは、いつも着ているスリープウェアや枕カバーを必ず持って行くことです。いつも選手の皆さんには**「肌から眠る」**と、お伝えしているのですが、肌触りは睡眠に重要な要素のひとつです。スリープウェアと枕カバーで、肌触りをいつもと同じにすることで、脳を警戒させないようにしてもらっています。選手には遠征先に必ず持って行ってもらいますし、私自身も出張に行くときは、絶対に持って行きます。

また、においが同じであることも、脳に同じ環境だと思わせるポイントです。毎日寝る前に決まった香りを嗅ぐ **#スリトレ 「寝るための香り」を習慣化する**（↓P128）を選手におすすめしているのは、そのためでもあります。毎日、寮や自宅で香りを嗅いでおいて、出先でも同じ香りを嗅ぐ。この寝る前のルーティンがあるとないとでは、特に遠征やアウェー戦が多い競技のアスリートは、寝つきに差が出てきます。

【アルコールを飲むとき】

お酒は中途覚醒や寝起きのだるさの原因になります。飲むと眠くなり、寝つきはよくなりますが、アルコールが徐々に代謝されて3時間ほど経つと、血中のアルコール濃度が低下し、この**血中のアルコール濃度が薄くなったときに興奮して目が覚め（中途覚醒）、浅いレム睡眠が増加します**。多少寝つきはよくなったとしても、実際はノンレム睡眠とレム睡眠のリズムが乱れることで寝起きも悪くなり、睡眠の質が低下しているのです。またアルコールが体内で分解されるときに発生する「アセトアルデヒド」は、寝ている間に交感神経を刺激してしまいます。だから禁酒をしてくださいというわけではなくて、ぜひ飲み方を工夫してもらえたらと思います。

#スリトレ

お酒は就寝3時間前まで。同量の水分を一緒に摂る

就寝時にアルコールの血中濃度がゼロであれば、アルコールによる睡眠への悪影響を最小限にすることができます。睡眠の質を考えるなら、**お酒は就寝3時間前までには飲み終**

えること、そして、できるだけ**お酒と同量の水分を摂る**ようにしてください。

#スリトレ

アルコール分解を促進する「快眠おつまみ」とセットで飲む

お酒を飲む際は、アルコールの分解を促す栄養素が入った「**快眠おつまみ**」を選ぶのもポイントです。枝豆や焼き鳥、豆腐サラダなどに含まれる**たんぱく質**、タコやアサリなどの**タウリン**はアルコールの代謝をスムーズに進めます。ナッツやチーズなどに含まれる**脂質**はアルコールの吸収を穏やかにしてくれます。

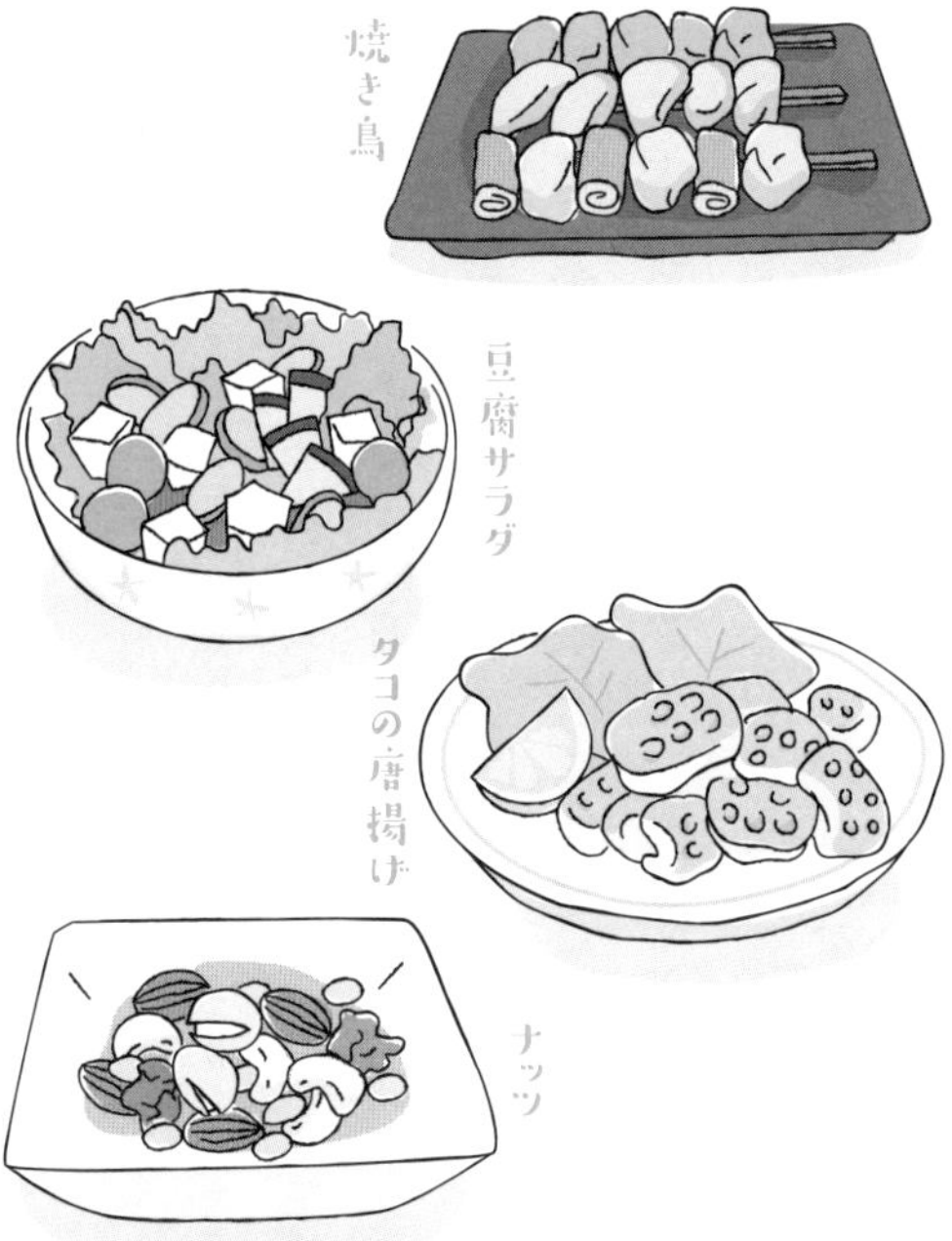
焼き鳥
豆腐サラダ
タコの唐揚げ
ナッツ

スリトレグッズ⑩ ノンアルコールビール

ビールを飲むと開放的な気分になる、リラックスできる、という経験はありませんか？それはホップの効果でもあるのです。ホップは、ビールの原料として広く知られている植物ですが、中世ヨーロッパでまとめられたハーブ事典には**鎮静効果**の記録があり、インドの伝承医学や中国医学では**不眠の薬**として利用されていたそうです。ハーブ先進国であるドイツの専門委員会「コミッションE」でも**不安・心配・不眠などの不快な症状への薬理効果**が認められています。つまりアルコールさえなければ睡眠によいのです。

そこでおすすめなのが海外製に多い、一度ビールを造ってからアルコールを抜く製造方法を用いているノンアルコールビールです。特にＩＰＡ（アイピーエー）というスタイルのノンアルコールビールは、ホップを大量に使用して造られているので、華やかな香りとホップのよさを存分に楽しむことができて、お酒好きの方にもおすすめです。

【カフェインを摂るとき】

カフェインは、体内時計の主時計、末梢時計の両方に作用するということがわかっているので、摂取のタイミングがとても重要です。

#スリトレ
カフェインの門限は15時

寝る前にコーヒーを控える方は多いですが、カフェインは寝る6時間前に摂取しても、睡眠が阻害されるといわれています。そのため、私はいつも選手には「**カフェインの門限は15時**」と伝えています。その後の時間は、コーヒーなら「デカフェ」や「カフェインレス」をおすすめしていますが、それらの基準はコーヒーショップや商品によってもまちまちなので、カフェインのカット率も見て選んで欲しいと思っています。またコーヒーだけではなく、エナジードリンクのカフェインにも注意が必要です。

第7章

アスリートのためのスリトレ

アスリートの睡眠サポート

最後に、私がスリープトレーナーとして普段見ているアスリートの睡眠サポートについて少し触れたいと思います。

アスリートの睡眠は、競技やポジション、屋外か屋内か、また試合や遠征のスケジュールなどによっても気を付けるべきポイントが変わり、必要なスリトレも変わります。

例えばプロ野球の場合、同じピッチャーでも試合の最初に投げる「先発ピッチャー」は、試合を作るのが目的なので、週6日ある試合の1日くらいしか投げません。試合の中盤に出る「中継ぎ」、終盤に出る「抑え」のピッチャーは、毎日ベンチ入りをして、選手によっては週に2回も3回も投げることもあるので、同じピッチャーというポジションでも、生活パターンも寝る時間もまったく違います。

サッカーの場合、90分間走り続けなければいけないので、運動の強度が高くて疲れやすく、屋外なので夏の暑さも影響します。反対に屋内競技のバスケットボールや卓球は、意識しないと日を浴びる機会がまったくないので、それによって睡眠が乱れやすくなります。

また卓球やフィギュアスケートは、夜遅くまで練習する競技なので、睡眠時間をうまく確保できないこともあります。海外の大会に出ることが多い選手は、時差ボケの対策や、遠征先での質のよい睡眠の取り方、環境が変わったときにどう眠るかという悩みがあることも多いのです。このように選手それぞれに状況が異なるなか、さらにそこに個々人の「睡眠の苦手科目」や、日々のヒアリングと遺伝子検査から得た「体質」を反映させていく必要があります。

「守りの睡眠」と「攻めの睡眠」

睡眠の取り方については、いつもアスリートに**睡眠には「守りの睡眠」と「攻めの睡眠」があるという話をしています。**

疲労回復やリカバリーを目的とする「守りの睡眠」は、睡眠の効果としてイメージがつかみやすいかと思うのですが、実は睡眠にはもうひとつ、パフォーマンスUPが目的の「攻めの睡眠」という要素もあるのです。もう少し具体的に説明すると、

「守りの睡眠」は、

- **免疫力を高める**
- **疲労を翌日に持ち越さない**

- **けがやオーバートレーニングを防ぐ**

などの役割を持つ睡眠のことです。

「**攻めの睡眠**」は、

- **筋グリコーゲンをキープ・スタミナUP**
- **多関節節トレーニングの効果UP**
- **筋トレやウエイトトレーニングの効果UP**
- **投手のコントロール能力の向上**
- **握力、跳躍力、持久力、最大無酸素パワーのUP**

などの役割を持ち、アスリートが求める**結果に向けてコンディションのピークを調整するための睡眠**です。

今まで睡眠は「守りの睡眠」による疲労回復の結果、パフォーマンスが上がるという考え方が通説でした。しかし、「攻めの睡眠」は疲労回復という「守りの睡眠」から独立し、**睡眠自体がパフォーマンスUPにつながる武器**として、試合前、結果を残さなければならない場面に備えたコンディショニングに役立てることができると私は考えています。

この守りと攻めの睡眠法を使い分けているのが、私が見ているアスリートの方の睡眠法

アスリートの睡眠は「守り」と「攻め」のチームプレー

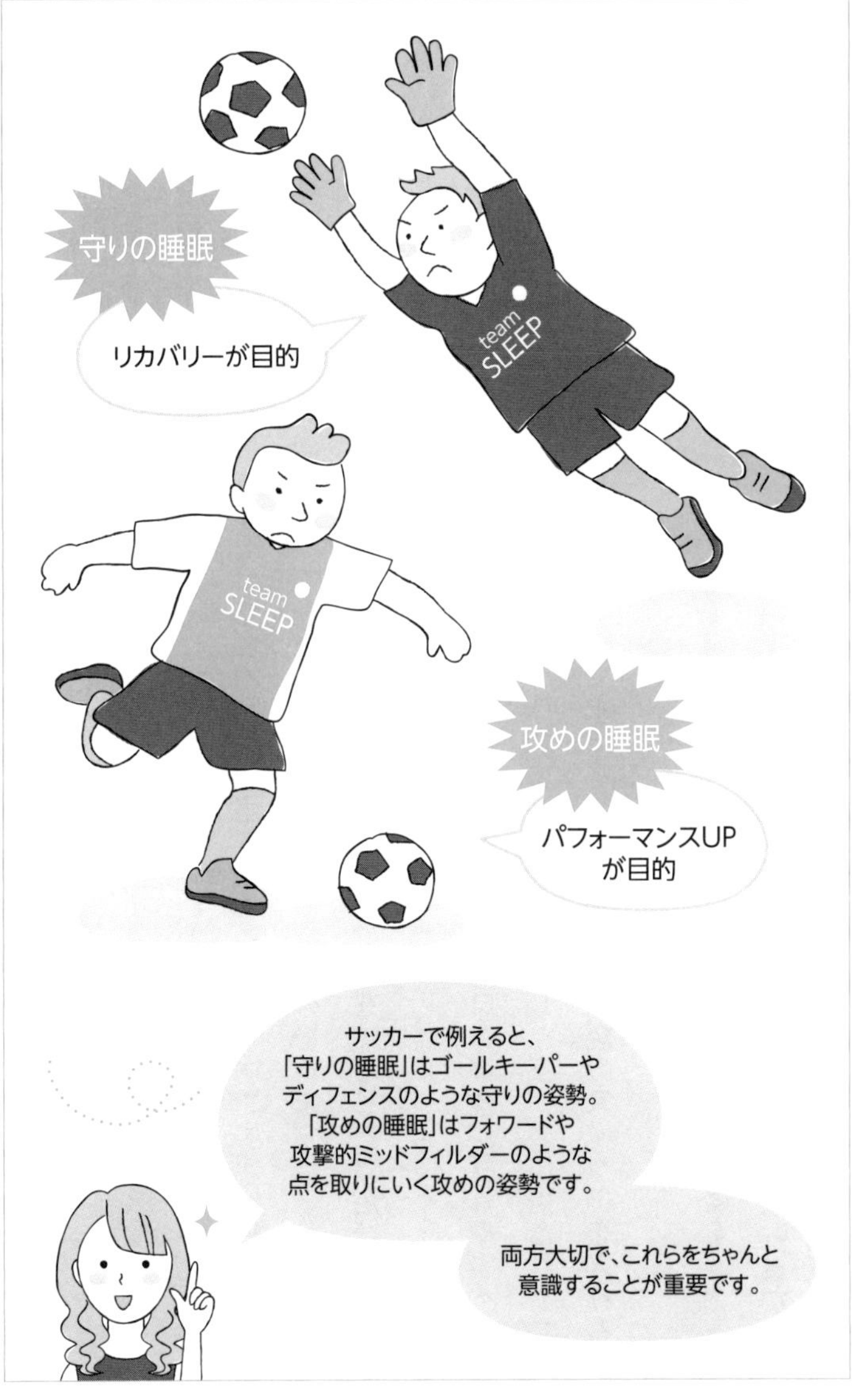
守りの睡眠
リカバリーが目的
team SLEEP
team SLEEP
攻めの睡眠
パフォーマンスUP
が目的
サッカーで例えると、
「守りの睡眠」はゴールキーパーや
ディフェンスのような守りの姿勢。
「攻めの睡眠」はフォワードや
攻撃的ミッドフィルダーのような
点を取りにいく攻めの姿勢です。
両方大切で、これらをちゃんと
意識することが重要です。

の特色です。

リカバリーが目的の「守りの睡眠」

けがの治癒や疲労回復を早めるためにはどうすればいいか？　それは、傷ついた筋肉や骨を修復するために、**成長ホルモンをちゃんと分泌させること**が大切です。成長ホルモンの分泌は、メラトニンの量によって左右されるといわれているので、まずはメラトニンをきちんと分泌させることがポイントになります。そのため、**光をできるだけ浴びない**ように、ブルーライトや光の対策を非常に重視します。

またけがをすると交感神経のスイッチがＯＮになりやすく、自律神経が乱れやすくなり、普段眠れている選手も急に眠れなくなったりします。イライラしたり、人に当たりやすくなったりといった精神的なものも出てきます。そこで、**副交感神経のスイッチを入れるようなスリトレ**を多くします。

自律神経は女性のものというイメージが強い方も多くいますが、男性も30歳を過ぎると副交感神経が衰えていくといわれています。副交感神経が衰えていくと、睡眠の質が低下しやすくなったり、疲れが取れにくくなったり、アスリートが競技を続けていくうえでも大きな影響が出てきます。もっと簡潔に言えば、**副交感神経の働きが鈍くなる＝リカバリーがしにくくなる**ということになります。

パフォーマンスUPが目的の「攻めの睡眠」

大切な試合を控えていてパフォーマンスをUPしたいとき、**睡眠のメカニズムを応用して、試合にどう生かすか？**　これが「攻めの睡眠」です。

海外では、体内時計や深部体温、自律神経の交感神経・副交感神経のスイッチの入れ方など睡眠に関わるメカニズムを応用して、いつ何をすれば、アスリートのパフォーマンス向上につながるかが研究されています。

次のページの図は、体内時計と運動機能の関係について表したものです。これを見ると午前より午後のほうが、運動機能が高いことがわかると思います。特に夜の19～20時は、昔から世界記録が破られる時間帯だといわれていたのですが、それも実は、**深部体温が高い時間帯はパフォーマンスも高い**ということに関係していると考えられています。

体内時計はアスリートの運動機能にも関係している

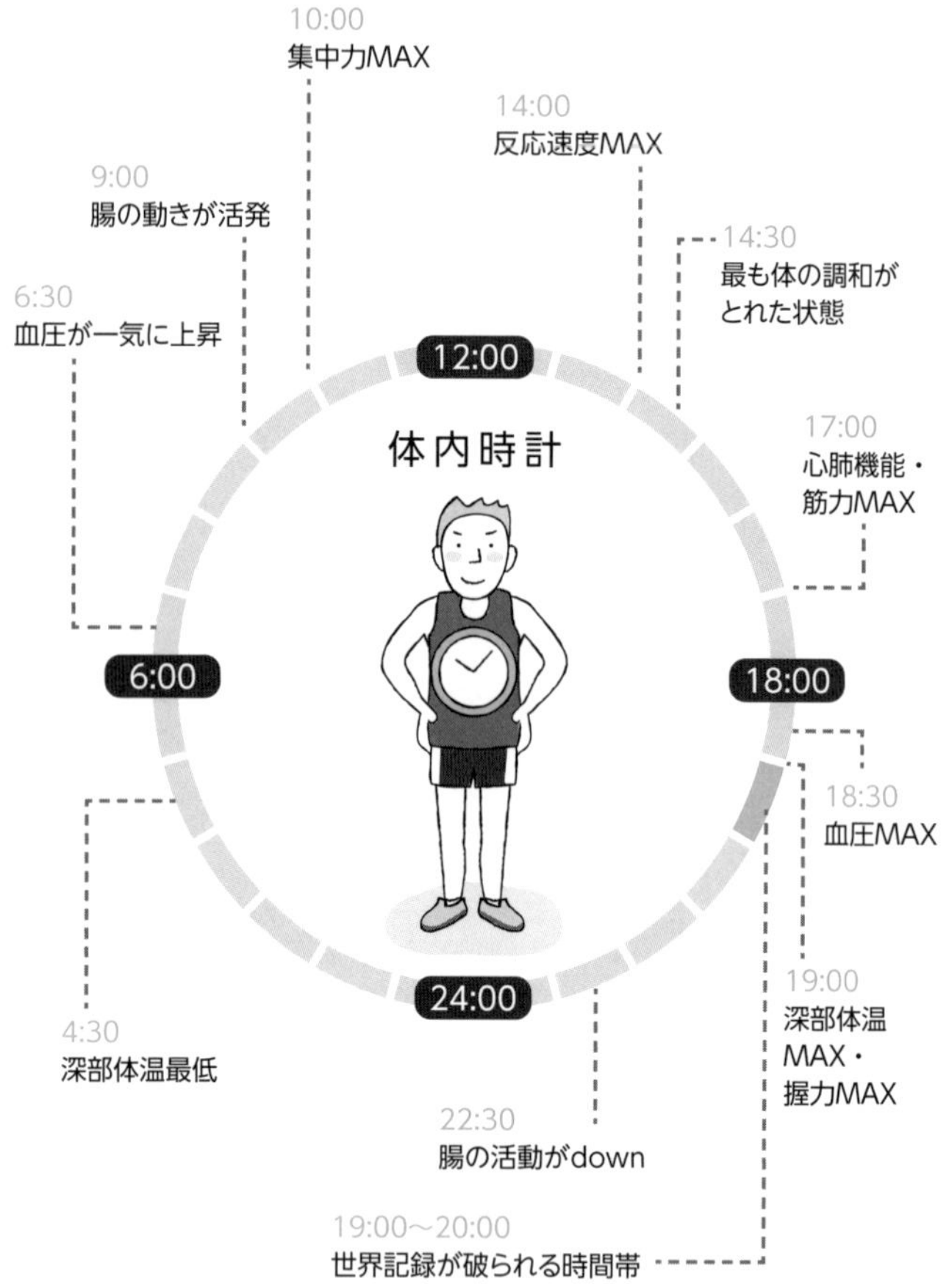

10:00
集中力MAX
14:00
反応速度MAX
9:00
腸の動きが活発
14:30
最も体の調和がとれた状態
6:30
血圧が一気に上昇
12:00
体内時計
17:00
心肺機能・筋力MAX
6:00
18:00
18:30
血圧MAX
19:00
深部体温MAX・握力MAX
24:00
4:30
深部体温最低
22:30
腸の活動がdown
19:00〜20:00
世界記録が破られる時間帯

Hayes, Lawrence D., Gordon F. Bickerstaff, and Julien S. Baker.
"Interactions of cortisol, testosterone, and resistance training: influence of circadian rhythms."
Chronobiology international 27.4 (2010): 675-705.より筆者作成

時差ボケは運動機能のピーク時間をずらしてしまう

そのため海外遠征が多い選手の場合、「時差ボケ」の対策がとても重要になります。時差ボケになると、反応速度や心肺機能・筋力が最大になる時間も全部ずれてしまうからです。体内時計には、光で動くもの、食事で動くもの、運動で動くものがあるので、その3つからアプローチします。あらかじめ選手から、渡航先や乗り継ぎの有無、乗る便名などの移動スケジュールを受け取って、そのうえで、ブルーライトカットメガネをかけるタイミングや、機内食を食べる・食べない、仮眠をとっても何時ぐらいまでには起きる、行きは寝ていいけれど帰りは寝ちゃダメなど、すべて書いた時間割を作って渡します。

朝型・夜型も影響する

また、こうした運動機能は、一般に「朝型」や「夜型」と呼ばれる**クロノタイプ**にも影響を受けます。アスリートが自分のクロノタイプを知るメリットは大きく、睡眠だけでなく、試合へのコンディショニングの仕方にも差が出てきます。

自分が朝型か、中間型か、夜型かがわかるクロノタイプ診断は、ウェブで公開されています（https://mctq.jp）。これは一回やっておくと面白いですね。ただし、結果が朝型もしくは夜型でも、**朝と夜どちらのほうが自分の体調がいいかという感覚もとても大切**です。クロノタイプは45％が遺伝的な要因といわれていますが、思春期には一時的に夜型になり（この一時的な夜型化のピークは、男子が21歳、女子が19・5歳といわれています）、加齢とともに朝型になるというふうに、年齢によっても変化します。

「攻め」と「守り」のそれぞれのスリトレやタイミングは、選手それぞれの生活習慣や体調、試合スケジュールなどに合わせて伝えています。アスリートのように結果を出さなければいけない人の睡眠は、戦術的に考えなければなりません。そして本番前日の1日くらい眠れなくても大丈夫なように、それまでの睡眠の質を高めようとサポートしています。

睡眠を武器にするために

スリトレは、睡眠を改善したり、睡眠の質を上げたりすることだけが、目的ではありません。**睡眠をパフォーマンスUPの武器にすること**が、スリトレのゴールです。睡眠を武器にするためには、3つの段階があります。

第１段階　睡眠の改善

寝つきをよくしたい、中途覚醒を改善したい、睡眠薬を卒業したいなどの課題の解決。

←

第２段階　睡眠を味方につける

自分に合ったスリトレや睡眠法を日常や試合時に使いこなせる。季節ごとの自分に合った睡眠法を身につける。

←

第３段階　睡眠を武器にする

睡眠のメカニズムを応用して試合のパフォーマンスＵＰに役立てるなど、睡眠を自分の強みにして目に見える結果につなげる。

アスリートが睡眠について考えるとき、こ

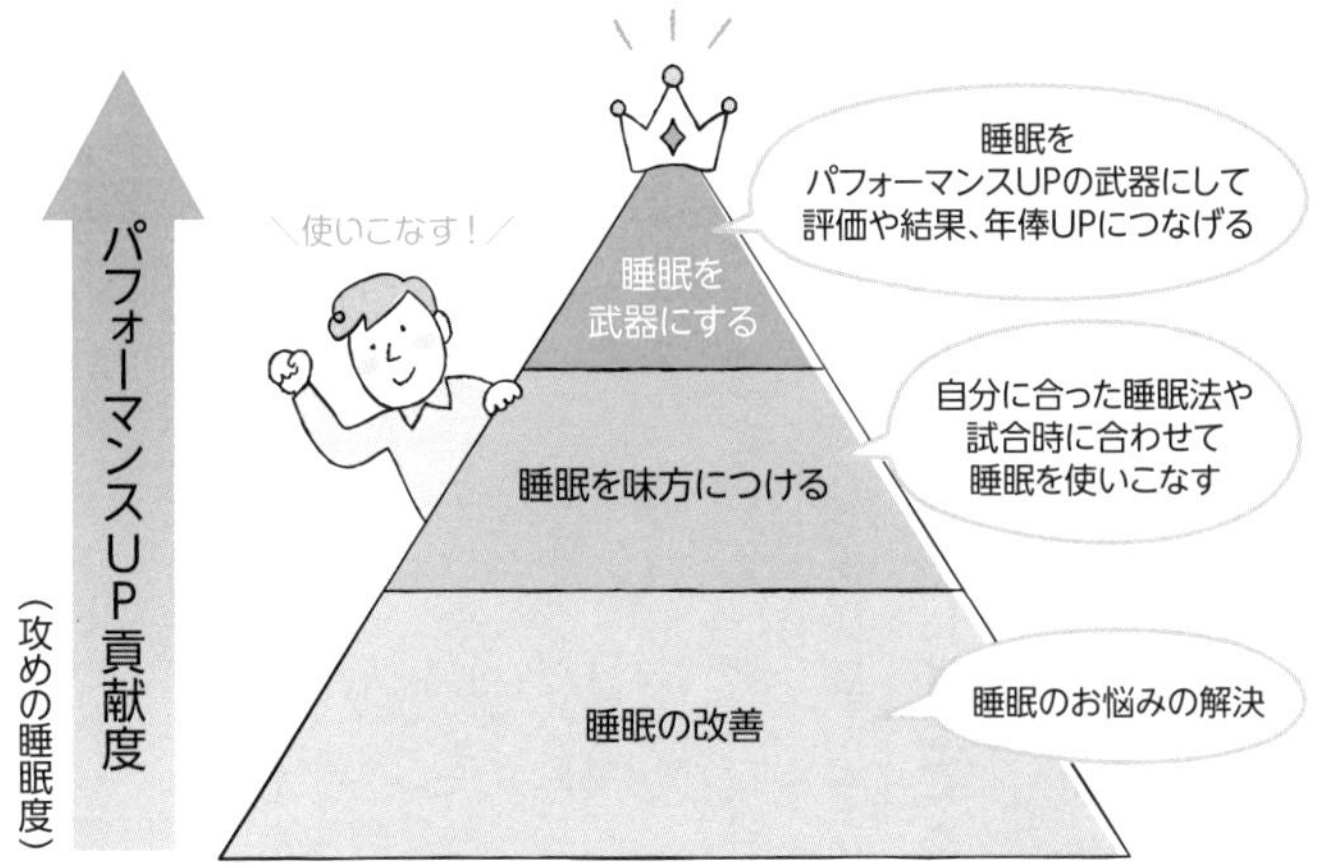
パフォーマンスUP貢献度
（攻めの睡眠度）
使いこなす！
睡眠を
武器にする
睡眠を味方につける
睡眠の改善
睡眠を
パフォーマンスUPの武器にして
評価や結果、年俸UPにつなげる
自分に合った睡眠法や
試合時に合わせて
睡眠を使いこなす
睡眠のお悩みの解決

の3つの段階や目的をきちんと意識していないと迷子になってしまいます。どの段階を目指すかによって、やることが変わるからです。トレーニングをするときに、徐々に難易度を上げたり、負荷を高くしたりするように、睡眠も段階によって、取り組む内容やメニュー、力の入れどころが変わってきます。ただ寝るだけ、ただ睡眠時間を確保するだけ、ただよい寝具を使うだけでは、睡眠をパフォーマンスUPの武器にすることはできません。このことに、本当の意味で気付いているアスリートは、まだ少ないのが現実です。そしてほとんどの人が、第1段階の「睡眠の改善」で満足して、終わってしまっています。だからこそ、これに気付いたアスリートの方は、確実にライバルとの差につながります。

トレーニングと一緒で、睡眠も1〜2週間頑張っても、すぐパフォーマンスUPの武器にはなりません。アスリート向けの長期サポートでは、この3段階の現在地を確認しながら、1年を通して、**一生ものの自分の睡眠のトリセツを身につけ、睡眠を武器にすること**をゴールに取り組んでいます。

睡眠×スポーツで最高のパフォーマンスを

この仕事をしていると、よいときだけでなく、けが・手術・リハビリ・戦力外、いろんな事実を、私も選手と一緒に背負うことになります。そのなかでやっぱり感じるのは、「スポーツ界に睡眠を武器にするという認識を広めたい」という想いです。体ひとつで勝負をする厳しい世界だからこそ、マウンドやスタートラインに立ったとき、ひとりでも多くのアスリートが睡眠を味方につけて、今までのトレーニングや食事の成果が存分に発揮され、最高のパフォーマンスができるように。睡眠×スポーツでどんなことができるか？　睡眠でさらにアスリートの方が輝くために何ができるか？　毎日楽しみながら、選手の皆さんと一緒に二人三脚、これからも日々、精進していこうと思います。

付録

自分だけの #スリトレ

自分だけの1日のスリトレを作ろう

チェックリストで該当したスリトレを「自分だけの#スリトレ」（↓P211）に書き込んで、1日のスケジュールを作りましょう。記入したスリトレがたくさんあっても、少しずつ試して、無理なくできるものを毎日続けてみてください。

【自分だけの#スリトレの作り方】

❶ 起床時間と就寝時間を書き込む。

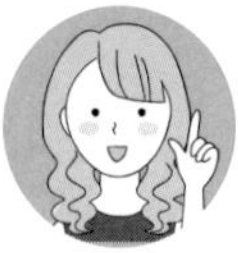
7時間以上を目標に！

↓

❷ 3食の時間を書き込む。

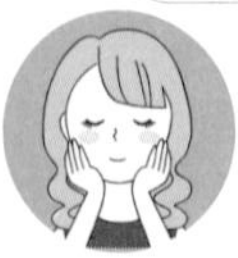
朝食は起きて1時間以内、夕食は寝る3〜4時間前まで

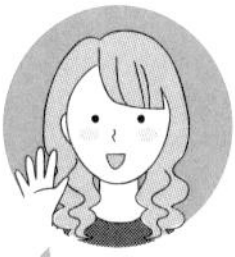

コーヒー好き、
お酒好きの方は
要チェック！

❸
カフェインの門限は
15時。
お酒は
就寝3時間前まで。

寝る90分前に
お風呂から上がる！

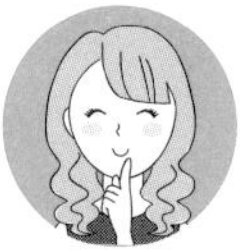

❹
お風呂は寝る90分前まで。
＋
「スリープトレーナー式
睡眠の苦手科目チェックリスト」で
当てはまったスリトレを記入しましょう。

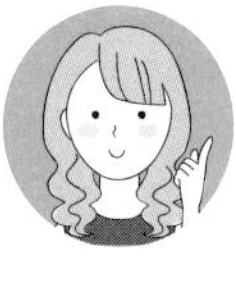

該当したスリトレがたくさんある場合は、
「お悩み別#スリトレINDEX」(P212)を
マーカーで塗って
チェックすると便利です。

〈記入例〉

12:00	12:00ランチ→帰社
13:00	
14:00	××様に次回の会議の日程確認!
15:00	15:00コーヒーの門限
16:00	#スリトレ 1時間に一度は立ち上がる!
17:00	
18:00	18:00 ■■株式会社提案書締め切り
19:00	19:00夕食 #スリトレ ブルーライトカットメガネ装着
20:00	20:00お酒の門限 20:30〜21:00お風呂
21:00	
22:00	#スリトレ　ストレッチする!
23:00	23:00就寝　すいみん!

自分だけの#スリトレ schedule

（　●　年■月▲日）

24:00	睡眠(23:00〜6:00)
1:00	
2:00	すいみん!
3:00	
4:00	
5:00	
6:00	6:00起床 #スリトレ ベランダでニュースをチェック!
7:00	7:00朝食
8:00	#スリトレ エキナカは通らず、地上に出て 徒歩で打合せ場所へ!
9:00	9:30　▲▲株式会社●●様打合せ
10:00	
11:00	

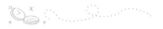

自分だけの #スリトレ

schedule

（＿＿年＿＿月＿＿日）

12:00

13:00

14:00

15:00

16:00

17:00

18:00

19:00

20:00

21:00

22:00

23:00

24:00

1:00

2:00

3:00

4:00

5:00

6:00

7:00

8:00

9:00

10:00

11:00

お悩み別#スリトレINDEX

おわりに

「栄養やフィジカルの面からアスリートをサポートする仕事はあるのに、なぜ睡眠だけないんだろう。それなら、私がその第一人者になろう！」

スポーツ界に何もツテのない、どこにでもいるスポーツ観戦が大好きな普通の会社員の私が「スリープトレーナー」として一歩を踏み出したのは、こんなきっかけでした。

私と睡眠の関係は、小学校3年生にまで遡ります。

父の仕事の関係で3～8歳までアメリカのロサンゼルスに住んでいたのですが、日本に帰国して、地元の公立小学校に入ったとき、教育のしかたも違うし、学校の雰囲気も違うし、友達も違うし、もうすべてが違って、それが原因で眠れなくなってしまったのです。毎日、母が買ってくれたラジオを聴きながら、今日も眠れなかったらどうしようという不安と闘っていました。

大学卒業後、インテリア会社に就職したときも、不眠症の経験があったことや、以前は弁護士を目指して受験生活を送っていて常に寝不足で、睡眠自体が苦手だったので、いろいろある商品のなかでも一番興味があったのはベッドなどの寝具でした。お客さまは小学生から90歳ぐらいまでと年齢も幅広く、会社役員や大使館の大使の方など職業もさまざまで、年齢によっても睡眠の悩みは違い、体形も違い、ライフスタイルも違いました。そうした現場で、ひとりひとりのリアルなお悩みの声を伺った経験はとても大きく、それを機会に睡眠について学んでいきました。すると自分がこれまで抱えていた、眠れない、寝足りないという問題とリンクすることが多く、「睡眠が充実するだけで、こんなに悩みが消えて、生活の質が上がるんだ」という気付きがありました。

睡眠のことだったら、私もアスリートの力になれる。人生の辛かった経験と好きなものと、全部ばらばらだった点が一本の線になって行き着いたのが、スポーツ選手専門の睡眠のトレーナーという職業でした。そして「スリープトレーナー」と名付けて、スポーツ業界の知り合いゼロの状態から活動をスタートして、今に至ります。

睡眠には私たちが思う以上の力があり、頑張る人を後押ししてくれます。

睡眠を本気で見直すとき、自分の人間関係や時間の使い方、人生を見つめ直さないといけないこともあります。でも睡眠を見直すと、心まで整って、毎日を明るく、前向きに過ごすことができます。睡眠が変わると、人生が変わる。少し大げさな気がするかもしれませんが、睡眠は私たちが思うより、たくさんの人生のギフトと突破口を与えてくれます。頑張っているのになかなかうまくいかない、何か足りないと思ったら、それは、睡眠かもしれません。

私は本気で、睡眠で人生が変わると思っています。

スリープトレーナー　ヒラノマリ

参考文献

第１章

Nedergaard, Maiken. "Garbage truck of the brain." *Science* 340.6140 (2013): 1529-1530.

Xie, Lulu, et al. "Sleep drives metabolite clearance from the adult brain." *Science* 342.6156 (2013): 373-377

「健康づくりのための睡眠ガイド2023」（厚生労働省）

国立精神・神経医療研究センターの発表／Sleep Debt Elicits Negative Emotional Reaction through Diminished Amygdala-Anterior Cingulate Functional Connectivity *PLOS ONE* 8(10)

Séverine Sabia., et al. "Association of sleep duration in middle and old age with incidence of dementia. " *nature communications* (2021)

Patel, Sanjay R., et al. "A prospective study of sleep duration and pneumonia risk in women." *Sleep* 35.1 (2012): 97-101.

Liu, Yong, et al. "Sleep duration and chronic diseases among US adults age 45 years and older: evidence from the 2010 Behavioral Risk Factor Surveillance System." *Sleep* 36.10 (2013): 1421-1427.

Amagai, Yoko, et al. "Sleep duration and mortality in Japan: the Jichi medical school cohort study." *Journal of epidemiology* 14.4 (2004): 124-128.

Ben Simon, Eti, and Matthew P. Walker. "Sleep loss causes social withdrawal and loneliness." *Nature communications* 9.1 (2018): 3146.

Van Dongen, Hans PA, et al. "The cumulative cost of additional wakefulness: dose-response effects on neurobehavioral functions and sleep physiology from chronic sleep restriction and total sleep deprivation." *Sleep* 26.2 (2003): 117-126.

Shi, Guangsen, et al. "A rare mutation of β 1-adrenergic receptor affects sleep/wake behaviors." *Neuron* 103.6 (2019): 1044-1055.

『睡眠学入門ハンドブック 睡眠の基礎知識 第4版』宮崎総一郎著(日本睡眠教育機構/2020)

Oakes, S. R., et al. "Demonstration and localization of growth hormone receptor in human skin and skin fibroblasts." *The Journal of Clinical Endocrinology & Metabolism* 75.5 (1992): 1368-1373.

Van Der Helm, Els, et al. "REM sleep depotentiates amygdala activity to previous emotional experiences." *Current biology* 21.23 (2011) : 2029-2032.

「レム睡眠が心を癒す、脳スキャンで検証」ナショナル ジオグラフィック日本版サイト https://natgeo.nikkeibp.co.jp

Ohayon, Maurice M., et al. "Meta-analysis of quantitative sleep parameters from childhood to old age in healthy individuals: developing normative sleep values across the human lifespan." *Sleep* 27.7 (2004): 1255-1273.

第2章

Obayashi, Kenji, et al. "Associations between indoor light pollution and unhealthy outcomes in 2,947 adults: Cross-sectional analysis in the HEIJO-KYO cohort." *Environmental Research* 215 (2022): 114350.

Ayaki, Masahiko, et al. "Protective effect of blue-light shield eyewear for adults against light pollution from self-luminous devices used at night." *Chronobiology International* 33.1 (2016): 134-139.

第3章

Ohmatsu, Satoko, et al. "Activation of the serotonergic system by pedaling exercise changes anterior cingulate cortex activity and improves negative emotion." *Behavioural brain research* 270 (2014): 112-117.

Kruk, Joanna, Basil Hassan Aboul-Enein, and Ewa Duchnik. "Exercise-induced oxidative stress and melatonin supplementation: current evidence." *The Journal of Physiological Sciences* 71 (2021): 1-19.

Yamanaka, Yujiro, et al. "Differential regulation of circadian melatonin rhythm and sleep-wake cycle by bright lights and nonphotic time cues in humans." *American Journal of Physiology-Regulatory, Integrative and Comparative Physiology* 307.5 (2014): R546-R557.

Kuroda, Hiroaki, et al. "Meal frequency patterns determine the phase of mouse peripheral circadian clocks." *Scientific reports* 2.1 (2012): 711.

Nishizawa, S., et al. "Differences between males and females in rates of serotonin synthesis in human brain." *Proceedings of the national academy of sciences* 94.10 (1997): 5308-5313.

第4章

『健康・医療・福祉のための睡眠検定ハンドブック』日本睡眠教育機構監修／宮崎総一郎・佐藤尚武編著(全日本病院出版会／2013)

Lewith, George T., Anthony Dean Godfrey, and Philip Prescott. "A single-blinded, randomized pilot study evaluating the aroma of Lavandula augustifolia as a treatment for mild insomnia." *Journal of Alternative & Complementary Medicine* 11.4 (2005): 631-637.

第5章

Nofzinger, E., et al. "Frontal cerebral hypothermia: a new approach to the treatment of insomnia." *Sleep* 32. (2009).

第６章

Nakamura Y, Ishimaru K, Nakao A."Time-restricted feeding in rest phase alters IgE/mast cell-mediated allergic reaction in mice." *Allergology International.* (2019).

「睡眠不足による暑熱負担の増悪と予防対策」『体力科学』日本体力医学会(2014年63巻1号)

Grahn, Dennis A., Vinh H. Cao, and H. Craig Heller. "Heat extraction through the palm of one hand improves aerobic exercise endurance in a hot environment." *Journal of Applied Physiology* 99.3 (2005) : 972-978.

Grahn, Dennis A., et al. "Work volume and strength training responses to resistive exercise improve with periodic heat extraction from the palm." *The Journal of Strength & Conditioning Research* 26.9 (2012): 2558-2569.

「紫外線環境保健マニュアル2020」(環境省)https://www.env.go.jp/content/900410650.pdf

Tamaki, Masako, et al. "Night watch in one brain hemisphere during sleep associated with the first-night effect in humans." *Current biology* 26.9 (2016): 1190-1194.

第７章

Winget CM, DeRoshia CW, Markley CL, et al. "A review of human physiological and performance changes associated with desynchronosis of biological rhythms. " *Aviat Space Environ Med*, 55(12):1085-1096, 01 Dec 1984.

Hayes, Lawrence D., Gordon F. Bickerstaff, and Julien S. Baker. "Interactions of cortisol, testosterone, and resistance training: influence of circadian rhythms." *Chronobiology international* 27.4 (2010): 675-705.

その他参考文献

『健康・医療・福祉のための睡眠検定ハンドブック up to date』日本睡眠教育機構監修／宮崎総一郎・林 光緒・田中秀樹編著（全日本病院出版会／2022）

『快適な眠りのための 睡眠習慣セルフチェックノート』林 光緒・宮崎総一郎・松浦倫子著（全日本病院出版会／2015）

『決定版　色彩心理図鑑』ポーポー・ポロダクション著（日本文芸社／2020）

『衣環境の科学』田村照子編著／小柴朋子・平田耕造共著（建帛社／2004）

PROFILE

スリープトレーナー・ヒラノマリ

東京生まれ、ロサンゼルス育ちの帰国子女。アメリカから帰国した小学校３年生のときに不眠症を経験したことから睡眠に興味を持ち、大塚家具に入社。一般のお客様から、ホテル、保養所、大使館など、個人から法人までのベッドや寝室全体のコンサルティングを経験する。その後、日本で唯一のアスリート専門の睡眠のパーソナルトレーナー「スリープトレーナー」として活動を始める。オリジナルの睡眠メソッド「#スリトレ」をもとに、プロ野球選手をはじめ、メジャーリーガーの藤浪晋太郎投手、サッカー元日本代表選手、東京五輪銀メダリストなど、国内外で活躍するトップアスリートの睡眠や寝具選びをサポート。スリープウェアなどの商品監修や、プロ野球・東京ヤクルトスワローズなどのスポーツチームおよび一般企業への睡眠セミナーなども数多く担当。TV などのメディアにも多数出演。【保有資格】睡眠健康指導士、睡眠環境・寝具指導士、スリープアドバイザー、上質な眠りをずっとマイスター、アスリートフードマイスター２級、スポーツ医学検定２級など。

【SNS】Instagram：@maririn__gram　X（旧 Twitter）：@sleeptrainer_m3

すぐに試せるぐっすり睡眠法

#スリトレ

2024年7月23日　第１刷発行

著者　ヒラノマリ

装丁・デザイン　阿部 富美代（34Drive）

装画・イラスト　笹山 敦子

発行者　中島 伸

発行所　株式会社 虹有社（こうゆうしゃ）
〒162-0828
東京都新宿区袋町5-1 FARO神楽坂1階
電話 03-4400-4896
Fax. 03-4400-4846
info@kohyusha.co.jp
https://www.kohyusha.co.jp

印刷・製本　モリモト印刷株式会社

ISBN　978-4-7709-0080-7